D1618584

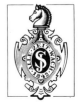

Mit Unterstützung des Vereins zur Förderung
des Tumorzentrums
der Universität Erlangen-Nürnberg und der Deutschen
Gesellschaft für Endoskopie und bildgebende Verfahren

Bildgebende Verfahren in der Onkologie

Indikation und Bewertung

Herausgegeben von Paul Hermanek

Unter Mitarbeit von E. Bücheler F. Christ K. Dümmling
E. Frimberger H. Frohmüller A. Ganssen Ch. Gebhardt
P. Hermanek H. J. Jesdinsky G. Kindermann H. Klann
W. Lorenz H. Lutz Ch. Ohmann R. Ottenjann W. Rödl
W. Rösch H. K. Selbmann N. Victor G. Wagner
H. Wiebelt

Mit 43 Abbildungen und 20 Tabellen

Springer-Verlag
Berlin Heidelberg New York Tokyo

Professor Dr. Paul Hermanek
Abteilung für Klinische Pathologie
Chirurgische Universitätsklinik Erlangen
Maximiliansplatz
8520 Erlangen

ISBN 3-540-15855-3 Springer Verlag Berlin Heidelberg New York Tokyo
ISBN 0-387-15855-3 Springer-Verlag New York Heidelberg Berlin Tokyo

Cip-Kurztitelaufnahme der Deutschen Bibliothek
Bildgebende Verfahren in der Onkologie: Indikation u. Bewertung/hrsg. von
P. Hermanek. Unter Mitarb. von E. Bücheler . . . – Berlin ; Heidelberg ; New York ;
Tokyo : Springer, 1986.
ISBN 3-540-15855-3 (Berlin . . .)
ISBN 0-387-15855-3 (New York . . .)
NE: Hermanek, Paul [Hrsg.]: Bücheler, Egon [Mitverf.]

Das Werk ist urheberrechtlich geschützt. Die dadurch begründeten Rechte,
insbesondere die der Übersetzung, des Nachdruckes, der Entnahme von
Abbildungen, der Funksendung, der Wiedergabe auf photomechanischem oder
ähnlichem Wege und der Speicherung in Datenverarbeitungsanlagen bleiben, auch
bei nur auszugsweiser Verwertung vorbehalten. Die Vergütungsansprüche des § 54,
Abs. 2 UrhG werden durch die „Verwertungsgesellschaft Wort", München,
wahrgenommen.

© by Springer-Verlag Berlin Heidelberg 1986
Printed in Germany

Die Wiedergabe von Gebrauchsnamen, Handelsnamen, Warenbezeichnungen usw.
in diesem Werk berechtigt auch ohne besondere Kennzeichnung nicht zu der
Annahme, daß solche Namen im Sinne der Warenzeichen- und
Markenschutz-Gesetzgebung als frei zu betrachten wären und daher von jedermann
benutzt werden dürften.

Produkthaftung: Für Angaben über Dosierungsanweisungen und
Applikationsformen kann vom Verlag keine Gewähr übernommen werden.
Derartige Angaben müssen vom jeweiligen Anwender im Einzelfall anhand anderer
Literaturstellen auf ihre Richtigkeit überprüft werden.

Satz, Druck und Bindung: Appl, Wemding
2121/3140-543210

Inhaltsverzeichnis

Mitarbeiterverzeichnis

BÜCHELER, E., Prof. Dr.
Radiologische Klinik und Strahleninstitut,
Universitätskrankenhaus Eppendorf, Martinistr. 52,
2000 Hamburg 20

CHRIST, F., Prof. Dr.
Frauenklinik, Universitätsklinikum Charlottenburg,
Pulsstr. 4–14, 1000 Berlin 19

DÜMMLING, K.
Siemens AG, UB Medizin, Henkestr. 127, 8520 Erlangen

FRIMBERGER, E., Dr.
1. Medizinische Abteilung, Städtisches Krankenhaus
München-Neuperlach, Oskar-Maria-Graf-Ring 51,
8000 München

FROHMÜLLER, H., Prof. Dr.
Urologische Universitätsklinik, Luitpoldkrankenhaus,
8700 Würzburg

GANSSEN, A., Dr.
Platenstr. 43, 8520 Erlangen

GEBHARDT, Ch., Prof. Dr.
Chirurgische Klinik, Klinikum Nürnberg, Flurstr. 17,
8500 Nürnberg

HERMANEK, P., Prof. Dr.
Abteilung für Klinische Pathologie, Chirurgische
Universitätsklinik Erlangen, Maximiliansplatz,
8520 Erlangen

JESDINSKY, H.J., Prof. Dr.
Institut für Medizinische Statistik und Biomathematik
der Universität, Universitätsstr. 1, 4000 Düsseldorf 1

KINDERMANN, G., Prof. Dr.
Frauenklinik, Universitätsklinikum Charlottenburg,
Pulsstr. 4–14, 1000 Berlin 19

KLANN, H., Dr.
1. Medizinische Abteilung, Städtisches Krankenhaus
München-Neuperlach, Oskar-Maria-Graf-Ring 51,
8000 München

LORENZ, W., Prof. Dr.
Abteilung für Theoretische Chirurgie, Zentrum für Operative
Medizin I, Philipps-Universität, Baldingerstraße,
3550 Marburg

LUTZ, H., Prof. Dr.
Medizinische Klinik I (Schwerpunkt Gastroenterologie)
der Städtischen Krankenanstalten, Kulmbacher Str. 23,
8580 Bayreuth

OHMANN, Ch., Dr.
Abteilung für Theoretische Chirurgie, Zentrum für Operative
Medizin I, Philipps-Universität, Baldingerstraße,
3550 Marburg

OTTENJANN, R., Prof. Dr.
1. Medizinische Abteilung, Städtisches Krankenhaus
München-Neuperlach, Oskar-Maria-Graf-Ring 51,
8000 München

RÖDL, W., Priv. Doz. Dr.
Röntgenabteilung der Medizinischen Universitätsklinik,
Krankenhausstr. 12, 8520 Erlangen

RÖSCH, W., Prof. Dr.
Medizinische Klinik, Krankenhaus Nordwest,
Steinbacher Hohl 2–26,
6000 Frankfurt am Main 90

SELBMANN, H. K., Prof. Dr.
Abteilung für Medizinische Dokumentation
und Datenverarbeitung der Universität, Westbahnhofstr. 55,
7400 Tübingen 1

VICTOR, N., Prof. Dr.
Institut für Medizinische Dokumentation, Statistik
und Datenverarbeitung der Universität,
Im Neuenheimer Feld 325, 6900 Heidelberg 1

WAGNER, G., Prof. Dr.
Institut für Dokumentation, Information und Statistik,
Deutsches Krebsforschungszentrum,
Im Neuenheimer Feld 280, 6900 Heidelberg

WIEBELT, H., Dr.
Institut für Dokumentation, Information und Statistik,
Deutsches Krebsforschungszentrum,
Im Neuenheimer Feld 280, 6900 Heidelberg 1

Einführung

P. HERMANEK

Seit vielen Jahren nimmt die Endoskopie in der onkologischen Diagnostik einen führenden Rang ein. Durch sie wurde die Frühdiagnose von Tumoren innerer Organe, die exakte präoperative morphologische Diagnose und bis zu einem gewissen Grade auch das präoperative Staging gefördert. In den letzten Jahren werden Ultraschall, Nuklearmedizin, Computertomographie und Kernspintomographie für die Tumordiagnostik und für das klinische Staging zunehmend propagiert und angewendet.

Wir alle wissen, daß Nuklearmedizin, Sonographie, Computertomographie und neuerdings Kernspintomographie imponierende *diagnostische Ergebnisse* aufweisen können. Eine 48jährige Patientin wird seit 14 Monaten wegen rezidivierender Pleuraergüsse behandelt (Abb. 1), davon 6½ Monate stationär. Als man dann erstmalig auch unterhalb des Zwerchfells Ausschau hält (Abb. 2),

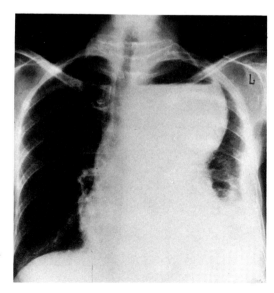

Abb. 1. Thoraxröntgen: rezidivierende Pleuraergüsse seit 14 Monaten

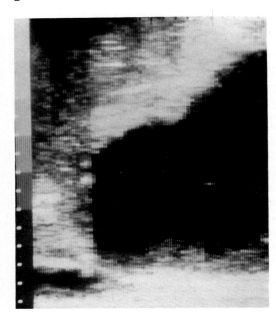

Abb. 2. Sonogramm Oberbauch: 2 große Zysten im
Pankreasbereich

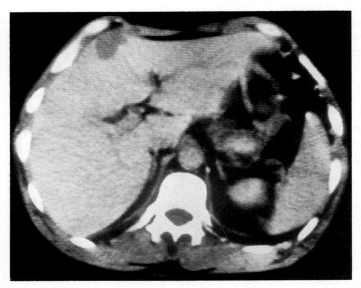

Abb. 3. Angio-CT: Metastase nach kolorektalem Karzinom

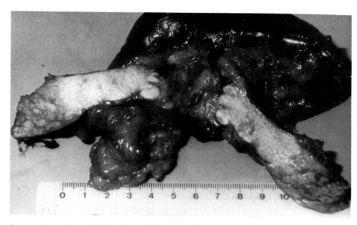

Abb.4. Operationspräparat nach Pankreaslinksresektion: Pankreasschwanz mit malignem Karzinoidtumor. Präoperativ waren Sonogramm und CT normal

zeigt das Sonogramm 2 große Zysten im Pankreasbereich. Durch Drainage der Pankreaspseudozysten und Exstirpation der gleichzeitig bestehenden Mediastinalpseudozyste wird die Patientin geheilt.

Durch Sonographie können heute in der Leber auch bei negativen Tumormarkern symptomlose kleine solitäre Raumforderungen erkannt werden, mit CT nach Kontrastmittelapplikation (Abb.3) ist die Abgrenzung gegenüber kavernösen Hämangiomen möglich. Damit ist eine entscheidende Verbesserung der Voraussetzungen der chirurgischen Lebermetastasentherapie gegeben.

Wir sollten aber bei allem Enthusiasmus für die neuen Verfahren auch klar aussprechen, daß diese bisweilen entscheidende Fehlleistungen aufweisen. Bei einem 48jährigen Patienten mit Magenblutung wurde aufgrund von Sonographie und CT in der Leber ein raumfordernder Prozeß diagnostiziert, die Suche nach einem Primärtumor blieb erfolglos. Bei der Laparatomie ergab sich an der Stanzbiopsie überraschend das Bild eines endokrinen Tumors vom Karzinoidtyp. Die daraufhin betriebene intensive Suche nach einem Primärtumor (Abb.4) deckte einen großen Pankreasschwanztumor auf, der weder sonographisch noch durch CT diagnostiziert worden war.

Größere Konsequenzen haben falsch-positive Befunde. Die Diagnose Pankreaskarzinom kann zu Übertherapie mit partieller oder subtotaler Pankreatektomie führen. Andererseits kennen wir Fälle, bei denen unter der irrigen Annahme von Lebermetastasen auf eine radikale chirurgische Therapie des Primärtumors verzichtet wurde. Aus einer da und dort anzutreffenden Neigung, dem Befund bildgebender Verfahren die Sicherheit histologischer Befunde zuzuordnen, können also gefährliche Konsequenzen entstehen. Aus derartigen Beobachtungen ergab sich das Thema eines von der Deutschen Gesellschaft für Endoskopie 1984 abgehaltenen interdisziplinären Workshops: Was leisten die modernen bildgebenden Verfahren in der Onkologie wirklich? Wo liegen heute die Indikationen, wie sind diese Methoden in unser diagnostisches Repertoire einzubauen? Die Referate dieses Workshops sind in diesem Band zusammengestellt. Im ersten Teil werden die Möglichkeiten und Grenzen der verschiedenen Verfahren und die sich daraus für die Indikation ergebenden Folgerungen behandelt. Der zweite Teil beschäftigt sich mit den Voraussetzungen für die Beurteilung des Wertes diagnostischer Verfahren, den statistischen Grundlagen und den Regeln für entsprechende Prüfungen. Nur aufgrund sorgfältiger klinischer Studien und in Zusammenarbeit zwischen Klinik und Biometrie wird es möglich sein, entsprechende Konsequenzen für unser diagnostisches Vorgehen zu ziehen. Nicht zuletzt angesichts der krisenhaften Kostensteigerung im Gesundheitswesen sind wir alle aufgerufen, einen Beitrag zur Erarbeitung einer effektiven, aber doch ökonomischen Diagnostik in der Onkologie zu liefern. Diesem Ziel sollen die Beiträge dieses Bandes dienen.

Erlangen, im August 1985   P. HERMANEK

Teil I
Indikationen und Probleme
bildgebender Verfahren
in der Onkologie

1. Möglichkeiten und Grenzen der Endoskopie

W. RÖSCH

Die endoskopische Inspektion des Gastrointestinaltraktes dient primär der Schleimhautdiagnostik. Von tieferen Wandschichten ausgehende Prozesse können allenfalls erahnt, hinsichtlich einer Organzuordnung bei Impressionen nur spekulativ zugeordnet werden. Nachdem jedoch über 90% aller pathologischen Prozesse im Bereich des Verdauungstraktes von der Mukosa ihren Ausgang nehmen, hat die Endoskopie als primärdiagnostisches Verfahren die Radiologie als indirekte Methode im oberen Trakt sowie im Kolon weitgehend abgelöst.

Wie problematisch jedoch die rein makroskopische Beurteilung von Schleimhautveränderungen sein kann, hat die Erfahrung mit den chronisch entzündlichen Darmerkrankungen sowie deren Differenzierung von akuten Infektionskrankheiten gezeigt, wo selbst unter Zuhilfenahme der gezielten Biopsie eine Klassifikation meist nicht möglich ist und eine eindeutige Zuordnung sich auf bakteriologisch-serologische Untersuchungen stützen muß (Rutgeerts et al. 1982).

Tumoren des Verdauungstraktes bieten meist ein charakteristisches Erscheinungsbild, zumindest im fortgeschrittenen Stadium, doch sind auch hier eine Reihe von teils organbezogenen, teils gewebsbezogenen Fallstricken zu be-

Tabelle 1.1. Makroskopischer Aspekt und histologischer Befund

1) Makroskopisch maligner Aspekt	(n = 210)	
Malignom bestätigt	183 (87%)	
Benigne Läsion	27 (13%)	
2) Suspekte Läsion	(n = 143)	
Karzinom	53 (37%)	
Benigne Läsion	90 (63%)	
3) Makroskopisch benigne Läsion	(n = 496)	
Benignes Ulkus	471 (95%)	
Malignom	25 (5%)	

rücksichtigen. Während im Kolon unter Berücksichtigung der Adenom-Karzinom-Sequenz die Diagnosestellung meist wenig Probleme bereitet, ist die Situation im Magen durch die Präsenz peptisch aktiven Magensaftes und die Tatsache, daß beim diffusen Karzinom nicht selten eine flächige Infiltration unter dem Bild des Szirrhus stattfindet, wesentlich komplizierter. Hier können sich beim Frühkrebs Probleme bei der makroskopischen Differenzierung zwischen benignem Ulkus und exulzeriertem Karzinom ergeben (Tabelle 1.1), auf der anderen Seite führt eine tumoröse Wandinfiltration nicht selten zu Schleimhautveränderungen, die von der Tumordiagnose eher ablenken, zumal die bioptische Verifizierung der Malignität erhebliche Schwierigkeiten bereiten kann. Schließlich sei noch an die Möglichkeit benigner und maligner Systemerkrankungen unter dem makroskopischen Erscheinungsbild des Karzinoms erinnert, weshalb die gezielte Gewebsentnahme aller umschriebener Schleimhautbefunde ein unverzichtbarer integrierter Teil einer endoskopischen Untersuchung zu sein hat.

Die bioptische Verifizierung eines malignen Geschehens setzt naturgemäß die Kenntnis des makroskopischen Erscheinungsbildes voraus, wie dies besonders eindrucksvoll beim Magenfrühkarzinom demonstriert werden konnte (Rösch 1979). So kennzeichnend jedoch z. B. die Faltenveränderungen in der unmittelbaren Umgebung eines malignen Ulkus auch sein mögen (Abb. 1.1), so wenig wird man sich im Einzelfall auf diese Kriterien verlassen können, sondern auf ein standardisiertes Procedere bei der gezielten Biopsie zurückgreifen müssen (Abb. 1.2).

An Versuchen, durch spezielle Färbeverfahren makroskopisch „unsichtbare" Malignome zu erfassen, hat es nicht gefehlt. Am erfolgversprechendsten scheint dabei noch die Intravitalfärbung mit Lugol-Lösung oder O-Toluidinblau bei der Frühdiagnostik des Ösophaguskarzinoms zu sein (Monnier et al. 1981), während Blindbiopsien oder die Abrasivzytologie Endemiegebieten vorbehalten bleiben sollten (Crespi et al. 1984). „Dye scattering" und Intravitalfärbung mit Methylenblau haben hingegen beim Magenkrebs enttäuscht (Hashimoto et al. 1976) und werden ebenso wie die Untersuchung mit Vergrößerungsendoskopen kaum noch eingesetzt (Okada u. Nishizawa 1981).

Nachdem die Endoskopie lediglich eine Beurteilung der Schleimhaut zuläßt, ist die Frage einer endoskopischen Bestimmung der Tumorausdehnung mit großer Zurückhaltung zu beantworten (Rösch 1980). Schon bei Lokalisationsangaben ergeben sich nicht selten diskrepante Befunde, z. B. im Ösophagus oder im Magen, so daß bei kleinen umschriebenen, häufig nicht tastbaren Veränderungen eine Tuschemarkierung ratsam erscheinen mag (Waldmann u. Oehlert 1978).

Die Identifizierung einer Ösophagusbeteiligung beim kardianahen Magenkarzinom ist von Kobayashi u. Watanabe (1976) dahingehend analysiert worden,

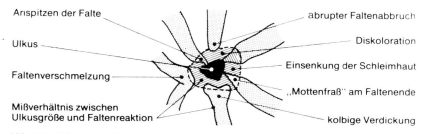

Abb. 1.1. Faltenveränderungen beim Magenfrühkrebs vom ulzerösen Typ als Hinweis auf ein malignes Geschehen

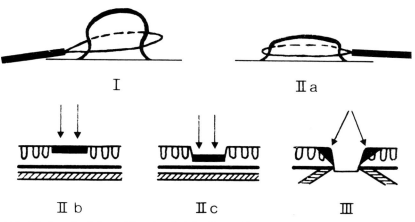

Abb. 1.2. Standardisiertes Vorgehen bei der Magenbiopsie zur Früherkennung maligner Veränderungen. (Nach Elster u. Seifert 1979)

daß bei einer symmetrisch offenen Kardia in aller Regel transabdominell, bei einer Lumeneinengung oder einer asymmetrisch konfigurierten Kardiaöffnung transthorakal vorgegangen werden sollte. Okabe (1972) fand beim Magenfrühkrebs eine recht enge Korrelation zwischen horizontaler und vertikaler Tumorausdehnung, Gonvers et al. (1977) konnten zeigen, daß bei einem Tumordurchmesser von unter 2 cm praktisch immer Operabilität gegeben ist, doch müssen in derartige Überlegungen immer auch die Laurén- bzw. Ming-Klassifikationen eingehen, wissen wir doch, daß beim Karzinom vom diffusen Typ eine diskontinuierliche Tumorausbreitung eher die Regel ist und eine submuköse oder intramurale Tumorausbreitung unter einer makroskopisch unauffälligen Schleimhaut einen ausreichend weiten Sicherheitsabstand bei der

Resektion zwingend vorschreiben. Sämtliche Versuche, durch transgastroskopische Sonographie (Strohm et al. 1980) oder durch Injektion von Lipiodol mit anschließender Markierung regionaler Lymphknoten ein Tumorstaging zu erzielen (Schacht et al. 1976) müssen mit großer Skepsis und Zurückhaltung interpretiert werden.

Spezielle Probleme ergeben sich bei der Diagnostik präkanzeröser Schleimhautläsionen im Verdauungstrakt, wo der makroskopische Aspekt (wie zu erwarten) wenig aussagekräftig ist und die Biopsie und deren Interpretation durchaus problematisch sein kann, z. B. beim Papillenadenom, zumal nicht immer eine Entfernung in toto mit der Schlinge möglich ist.

Noch problematischer ist die Interpretation von ERCP-Befunden als Teilaspekt endoskopischer Untersuchungsverfahren, wo die Schwierigkeiten indirekter radiologischer Methoden besonders evident sind. Hier ist nicht selten eine Wertung der Dignität nur im Verbund mit Klinik und anderen bildgebenden Verfahren möglich, nicht zuletzt anhand einer Feinnadelpunktion.

Der Endoskopiker ist der „Dermatologe" des inneren Integuments: er nutzt Form- und Farbabweichungen der Mukosa zur Diagnostik, ist jedoch wegen des relativ monomorphen Erscheinungsbildes von onkologischen Frühstadien auf die gezielte Gewebsentnahme angewiesen. Bei den heutigen technischen Gegebenheiten sollten Operationen auf Verdacht der Vergangenheit angehören. Wenn man jedoch um die Grenzen der Mukosadiagnostik weiß, wird man fallweise auf andere bildgebende Verfahren zurückgreifen, wenn Zweifel an der Wertigkeit des endoskopischen Befunds aufkommen.

Literatur

Crespi M, Grassi A, Munoz N, Guo-Quing W, Guanrei Y (1984) Endoscopic features of suspected precancerous lesions in high-risk areas for esophageal cancer. Endoscopy 16: 85

Elster K, Seifert E (1979) Magenfrühkarzinom. Witzstrock, Baden-Baden Köln New York

Gonvers J-J, Realini S, Arnold J et al. (1977) Valeur prognostique du status endoscopique dans le cancer gastrique. Schweiz Rundschau Med (Praxis) 66: 1585

Hashimoto M, Toriie S, Miyaoka T (1972) Endoscopical and histological studies on the depressed type of gastric cancer with marginal elevation-II a + II c type of early gastric cancer and Borrmann II type of advanced one. J Kyoto Pref Univ Med 81: 549

Kobayashi S, Watanabe H (1976) Endoscopic identification of esophageal involvement by carcinoma of the stomach. Am J Gastroenterol 65: 416

Monnier P, Savary M, Pasche R, Anani P (1981) Intraepithelial carcinoma of the esophagus: Endoscopic morphology. Endoscopy 13: 185

Okabe H (1972) Growth of early gastric cancer. In: Murakami T (ed) Early gastric cancer. Gann monograph on cancer research, No. 11. University Park Press, Baltimore London

Okada T, Nishizawa M (1981) Magnified observation of elevated lesions of the stomach based on magnifying fiberoptic endoscopy and dissecting microscopy. Endoscopy 13: 192

Rösch W (1979) Contribution of gastroscopy to early diagnosis and treatment of gastric carcinoma. J Cancer Res Clin Oncol 93: 1

Rösch W (1980) Endoskopische Bestimmung der Tumorausdehnung im Magen. In: Beger HG, Bergemann W, Oshima H (Hrsg) Das Magenkarzinom. Frühdiagnose und Therapie. Thieme, Stuttgart New York

Rutgeerts P, Geboes K, Ponette E, Coremans G, Vantrappen G (1982) Acute infective colitis caused by endemic pathogens in Western Europe: Endoscopic features. Endoscopy 14: 212

Schacht U, Jünemann A, Becker HJ, Huth F, Palomba PP, Kremer K (1976) Ergebnisse der Magenlymphographie. Dtsch Med Wochenschr 101: 725

Strohm WD, Phillip J, Hagenmüller F, Classen M (1980) Ultrasonic tomography by means of an ultrasonic fiberendoscope. Endoscopy 12: 241

Waldmann D, Oehlert W (1978) Die intramurale Tuschemarkierung – eine praktikable Methode zur präoperativen endoskopischen Intestinalwandmarkierung. Endoscopy 9: 141

2. Grenzen des Ultraschalls in der Tumordiagnostik

H. Lutz

Bei der Ultraschalldiagnostik handelt es sich um ein indirektes bildgebendes Verfahren. Zur Bildherstellung wird eine der Wechselwirkungen zwischen Ultraschall und biologischem Gewebe genutzt, nämlich die Echobildung. Aus den Echos werden zweidimensionale Schnittbilder hergestellt; die Orientierung erfolgt topographisch und nicht systematisch.

Das Auflösungsvermögen liegt im abdominellen Bereich etwa in der Größenordnung von Millimetern, in oberflächennah gelegenen Bereichen, wie etwa der Schilddrüse, auch darunter. Bestenfalls gleicht also der Blick des Ultraschalldiagnostikers auf das Echobild dem Blick des Pathologen auf ein aufgeschnittenes Organ. Eine feingewebliche Beurteilung der untersuchten Organe ist nicht denkbar.

Über die Möglichkeiten, Tumoren und tumorartige Läsionen in abdominellen Organen mittels Ultraschall zu erkennen, sind in den letzten 10 Jahren zahlreiche Studien veröffentlicht worden. Es herrscht Übereinstimmung darüber, daß etwa im abdominellen Bereich Tumoren ab einer Größe von durchschnittlich 2 cm nachzuweisen sind. In diagnostisch gut zu erreichenden Organen wie etwa der Leber oder der Niere sind auch Tumoren mit 1 cm Durchmesser oder sogar darunter nachzuweisen, wenn sie einen guten Kontrast gegen das umgebende Gewebe geben. In der Gallenblase etwa sind polypöse Prozesse ab 3 mm zu erkennen, da diese Strukturen gegen die echofreie Flüssigkeit einen idealen Kontrast geben. Es ist bekannt, daß die Leistungsfähigkeit der Ultraschalldiagnostik deutlicher als bei anderen Methoden von der Erfahrung des Untersuchers abhängt. Weiterhin muß aus methodischen Schwierigkeiten mit einer Rate von 10% inadäquaten Untersuchungsergebnissen bei retroperitoneal gelegenen Organen gerechnet werden. Schließlich sind die zur Diagnostik verwendeten Geräte noch relativ wenig standardisiert und weisen daher eine sehr unterschiedliche Leistungsfähigkeit gerade in der Erkennung von Tumoren auf (Bartels 1981; Di Magno et al. 1977; Lawson 1978; Lutz et al. 1975a, b; McArdle 1976; Pollock u. Taylor 1981; Rettenmaier 1978; Weill 1982).

Im folgenden soll nun kurz Stellung genommen werden zu der Frage, wo die Grenzen der sonographischen Differenzierung von nachgewiesenen Tumoren und tumorartigen Läsionen liegen. Insbesondere soll die Frage diskutiert werden, in wieweit eine Differenzierung zwischen benignen und malignen Prozessen bzw. eine Artdiagnostik möglich ist.

Nachdem sich, wie oben ausgeführt, die Ultraschalldiagnostik im makroskopischen Bereich abspielt, ist eine Bewertung der Dignität eines im Ultraschallbild dargestellten Tumors nur möglich, wenn eine der folgenden Voraussetzungen erfüllt ist:

1) Es existieren eindeutige makroskopische pathologisch-anatomische Kriterien, die auch mit Ultraschall erfaßbar sind.
2) In einem bestimmen Organ kommt nur ein bestimmter, entweder benigner oder maligner Tumor vor.
3) Die Dignität eines dargestellten Tumors läßt sich auf dem klinischen Hintergrund eindeutig klären.
4) Es existieren eindeutige sonographische Zeichen für Malignität oder Benignität eines Tumors.

Eindeutige makroskopische pathologisch-anatomische, auch im Ultraschall erfaßbare Kriterien

Diese Voraussetzung ist bei zystischen Raumforderungen im Bereich der Leber und der Niere im wesentlichen gegeben. Der Nachweis der zystischen Natur eines raumfordernden Prozesses in diesen Organen kann bei Erwachsenen mit großer Wahrscheinlichkeit als Hinweis auf eine benigne Läsion interpretiert werden. Eine weitergehende Untersuchung ist hier also nur bei symptomatischen Prozessen notwendig, also wenn entweder das echographische Bild den Verdacht auf einen Zystenwandprozeß lenkt oder wenn eine derartige Läsion bei einem Patienten mit Beschwerden, die auf einen malignen Tumor hinweisen könnten, gefunden wird. Die geeignete ergänzende Untersuchung ist die ultraschallgezielte Feinnadelpunktion (s. unten; Bartels 1981; Holm u. Kristensen 1972). Sowohl das Beispiel im Bereich der Leber bei lebereigenen Tumoren, als auch die Schwierigkeit, zwischen einer segmentären chronischen Pankreatitis und einem Pankreaskarzinom zu unterscheiden, zeigt aber, daß bei soliden tumorverdächtigen Läsionen derartige Differenzierungsmöglichkeiten nicht bestehen.

Vorkommen nur eines bestimmten Tumors in einem Organ

Prinzipiell ist diese Voraussetzung nicht gegeben, da in den meisten (abdominellen) Organen Tumoren verschiedener Art und verschiedener Dignität vorkommen. Mit Einschränkung kann diese Möglichkeit aber genutzt werden, etwa in der Nierendiagnostik. Hier bedeutet der Nachweis eines echoarmen Tumors mit überwiegender Wahrscheinlichkeit ein Nierenzellkarzinom, also einen malignen Tumor zumindest beim Erwachsenen. Benigne Tumoren sind selten und gewöhnlich sehr strukturdicht (Fiegler 1981). Auch der Nachweis von retroperitoneal gelegenen Lymphknotentumoren spricht mit überwiegender Wahrscheinlichkeit für Malignität. Benigne Veränderungen in diesen Lymphknoten führen zumindest beim Erwachsenen nicht zu einer Vergrößerung derart, daß diese Lymphknoten mit Ultraschall zu erfassen wären. Eine gegenteilige Situation bedeutet der Nachweis eines soliden Tumors in der Leber.

Dignität durch klinischen Hintergrund klärbar

In der Routine ermöglicht der klinische Hintergrund nicht selten eine Wahrscheinlichkeitsdiagnose bei einem mit Ultraschall nachgewiesenen raumfordernden Prozeß. Dies gilt v. a. für den Nachweis von Tumoren bei der Nachkontrolle eines operierten Tumorpatienten. Der plötzliche Nachweis von Tumorläsionen in der Leber etwa, in der sich präoperativ keine Veränderungen zeigten, bedeutet mit hoher Wahrscheinlichkeit das Auftreten von Lebermetastasen. Auf der anderen Seite muß vor der Interpretation eines Tumors in der Leber (bei bekanntem Primärtumor) als Lebermetastase gewarnt werden, da bei der Erstdiagnostik natürlich auch ein „harmloses" Hämangiom als Zweittumor vorliegen kann.

Eindeutige sonographische Zeichen für Malignität oder Benignität

Eindeutige Zeichen für Malignität sind im Ultraschallbild nicht vorhanden. Dies ist eigentlich, wenn man den oft durchaus nicht unterschiedlichen makroskopischen Aspekt solider Tumoren etwa im Vergleich zu benignen Prozessen oder auch entzündlichen Pseudotumoren betrachtet, auch kaum zu erwarten. Die Dignität eines Tumors wird ja letztlich aufgrund von Eigenschaften erkannt, die im mikroskopischen Bereich liegen. Natürlich kann die Infiltration eines Tumors in ein benachbartes Organ u. U. auch einmal bereits makroskopisch und im Ultraschallbild nachgewiesen werden, etwa bei einem Gallenblasentumor, der auf die Leber übergreift. Dabei handelt es sich aber um Einzelfälle.

Rein empirisch hat sich gezeigt, daß ein dunkler Ring um eine Tumorläsion in der Leber mit überwiegender Wahrscheinlichkeit auf einen malignen Prozeß hinweist. Dieses Zeichen gilt nur in der Leber und beispielsweise nicht in der Schilddrüse, wo ein derartiger dunkler Ring eher als Hinweis für ein benignes Adenom angesehen wird. Wie dieser dunkle Ring zustande kommt ist unklar. Diskutiert wird die Möglichkeit, daß es sich um den hyperämischen Randsaum um einen malignen Tumor handelt. Die andere Möglichkeit ist, daß dieser dunkle Ring der aktiven Tumorperipherie entspricht.

Benigne oder maligne?

Insgesamt ist also festzustellen, daß es in Einzelfällen durch den klinischen Hintergrund oder durch die Pathologie eines Organs, in anderen auch durch makroskopisch erkennbare Kriterien für Malignität möglich ist, eine Wahrscheinlichkeitsdiagnose zu erreichen. In der großen Mehrzahl der Fälle ist aber eine Unterscheidung zwischen Malignität und Benignität oder eine Aussage zur Art eines Tumors mittels Ultraschall nicht möglich, wenn man von der Abgrenzung zystischer Prozesse von soliden Tumoren absieht. Die weitere Differenzierung muß also durch weiterführende Methoden erfolgen, in der Regel also durch Methoden, die zu einer feingeweblichen Untersuchung des Tumors führen. In vielen Situationen kann dies die ultraschallgezielte Feinnadelpunktion tumorverdächtiger Läsionen sein. Diese Methode ist auf gastroenterologischem Gebiet besonders geeignet zur Differenzierung umschriebener Läsionen in der Leber oder umschriebener Prozesse des Pankreas. Da mit zunehmender Erfahrung der Zytologen die Aussage über die bloße Feststellung der Malignität häufig hinausgehen kann, erlaubt sie am Pankreas nicht nur die Differenzierung eines Pankreaskarzinoms gegen eine chronisch-segmentäre Pankreatitis, sondern sie ist auch geeignet, Pankreaskarzinome von Lymphknotentumoren der Umgebung, die etwa ins Pankreas hineinwachsen, zu unterscheiden. Diese Methode kann im übrigen auch bei anderen tumorartigen Läsionen im Bauchraum eingesetzt werden (Hancke et al. 1975; Holm u. Kristensen 1972; Lutz 1982; Weidenhiller et al. 1975). Da prinzipiell die Aussage der Zytologie aber im Vergleich zur histologischen Diagnose einen geringeren Wert hat, sollte sie gezielt dann eingesetzt werden, wenn eine histologische Untersuchung nicht möglich ist oder einen zu großen Aufwand bedeuten würde. Alternative Methoden einzusetzen, wie etwa die Computertomographie zur weiteren Differenzierung von sonographisch gefundenen Tumoren, ist dagegen weniger sinnvoll. Auch mit diesen Methoden ist ja eine Artdiagnose aus den gleichen Gründen kaum möglich. Insofern ist eine Gegenkontrolle etwa mit der Computertomographie nur dann sinnvoll, wenn an dem Ultraschallbefund überhaupt Zweifel, beispielsweise wegen schlechter Untersuchungsbedingungen, bestehen. In Einzelfällen kann natürlich eine gezielte andere (komplementäre) Untersuchung weiterführend sein. Als Beispiel kann hier die Diagnose eines Hämangioms in der Leber mittels Angio-CT genannt werden.

Literatur

Bartels H (1981) Leistungsfähigkeit und Wertigkeit der Sonographie im Bereich der Urologie. Ultraschall Med 2: 114

DiMagno EP, Malagelada JR, Taylor WF, Go VLW (1977) A prospective comparison of current diagnostic tests for pancreatic cancer. N Engl J Med 297: 737

Fiegler W (1981) Darstellung fettreicher Gewebe und Tumoren im Sonogramm. Fortschr Geb Röntgenstr 134: 157

Hancke S, Holm HH, Koch F (1975) Ultrasonically guided percutaneous fineneedle-biopsy of the pancreas. Surg Gynecol Obstet 140: 361

Holm HH, Kristensen JK (1972) Ultrasonically guided puncture technique. Ultrasonics 10: 83

Lawson TL (1978) Sensitivity of pancreatic ultrasonography in the detection of pancreatic disease. Radiology 128: 733

Lutz H (1982) Sonographisch geleitete Nadelbiopsie. Internist (Berlin) 23: 548

Lutz H, Petzoldt R, Hofmann KP, Rösch W (1975 a) Ultraschalldiagnostik bei Pankreaserkrankungen. Klin Wochenschr 53: 419

Lutz H, Katterle D, Petzoldt R (1975 b) Ultraschalldiagnostik von Lebermetastasen. Leber Magen Darm 5: 223

McArdle CR (1976) Ultrasonediagnosis of liver metastases. J Clin Ultrasound 4: 265

Pollock D, Taylor KJW (1981) Ultrasound scanning in patients with clinical suspicion of pancreatic cancer: A retrospective study. Cancer 47: 1662

Rettenmaier G (1978) Sonographische Diagnose und Differentialdiagnose des Pankreaskarzinoms. In: Kratochwil A, Reinold E (Hrsg) Ultraschall-Diagnostik Wien 1977. Thieme, Stuttgart

Weidenhiller S, Lutz H, Petzoldt R (1975) Ultraschallgezielte Feinnadelpunktion von Abdominal- und Retroperitonealtumoren. Med Klin 70: 973

Weill FS (1982) Ultraschall-Diagnostik in der Gastroenterologie. Springer, Berlin Heidelberg New York

3. Kontrast-Detail-Erkennbarkeit bei der Computertomographie im Vergleich zu Filmaufnahmen und digitaler Radiographie

K. Dümmling

Die Detailerkennbarkeit ist grundsätzlich durch 3 Einflußgrößen eingeschränkt:
- Objektkontrast,
- Detailgröße,
- statistische Schwankungen (z. B. durch absorbierte Röntgenstrahlung).

Alle 3 Einflußgrößen auf einmal lassen sich erfassen, wenn man ein Kontrast-Detail-Diagramm ermittelt. Abbildung 3.1 zeigt ein hierfür geeignetes Testphantom, einen Wassertank von 30·30 cm Querschnitt, der z. B. bis zu einer Höhe von 20 cm mit Wasser gefüllt wird. Plexiglaslochplatten stellen den Auflösungstest dar, dessen Kontrast von der Dicke der Platten abhängt. Kon-

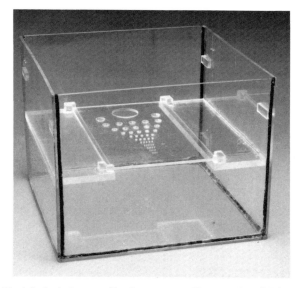

Abb. 3.1. Wassertank mit Plexiglaslochplatte zur Bestimmung von Kontrast-Detail-Diagrammen

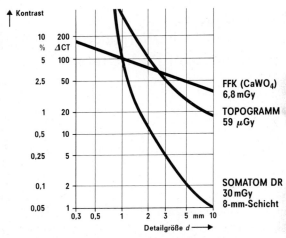

Abb. 3.2. Kontrast-Detail-Kurven für eine Film-Folien-Kombination, das digitale Radiogramm (Übersichtsaufnahme Topogramm des Computertomographen Somatom DR) und für die Schichtaufnahme mit dem Somatom DR (nach Kalender u. Hübener 1984). Die Dosisangaben beziehen sich auf die Oberflächendosis. Infolge der Definition des CT-Wertes als Differenz des Absorptionswertes μ zu dem von Wasser μ_w ergeben sich folgende Beziehungen:
CT-Wert $= 1000\ (\mu - \mu_w)/\mu_w$
Kontrast $= (\mu_1 - \mu_2)/(\mu_1 + \mu_2)$
Kontrast in Prozent $=$ CT/2000

trast-Detail-Kurven, die mit einem solchen Phantom für 3 bildgebende Systeme bestimmt wurden, sind in Abb. 3.2 dargestellt: eine Film-Folien-Kombination (FFK) mit Kalziumwolframatfolie, die Röntgenübersichtsaufnahme „Topogramm" des Computertomographen Somatom DR und das axiale Computertomogramm des Somatom DR. In dem Bereich von Detailgrößen unter 1 mm ist die FFK in der Detailerkennbarkeit überlegen. Infolge der überlagerungsfreien Schichtdarstellung zeigt die CT mit modernen Geräten, die eine Hochkontrastauflösung bis zu 0,5 mm liefern, allerdings Vorteile bei gewissen Organbereichen (z. B. Innenohr). Details ab etwa 2–3 mm Durchmesser können bei niedrigem Kontrast nach Kalender u. Hübener (1984) mit dem digitalen Radiographieaufnahmemodus des „Topogramms" besser dargestellt werden als mit der FFK, trotz des wesentlich niedrigeren Dosisbedarfs. In dem bei Kalender u. Hübener beschriebenen Systemvergleich bei Thoraxaufnahmen erweist sich das „Topogramm" als gleichwertig und bei einigen Fragestellungen gegenüber der FFK als überlegen. Die CT ist ab Detailgrößen von etwa

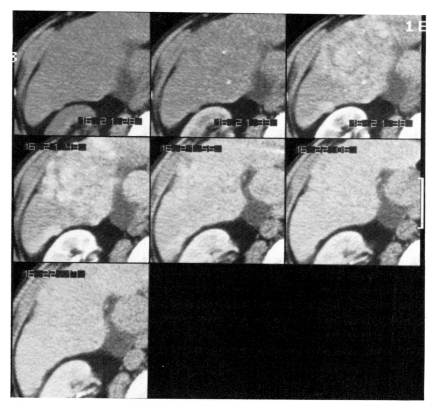

Abb. 3.3. Serie von CT-Aufnahmen in derselben Schicht, die nach intravenöser Kontrastmittelgabe die Anreicherung in einem Lebertumor zeigen. (Für die Überlassung der Aufnahmen danken wir Herrn Prof. Dr. Frommhold, Radiologische Abteilung der Universität Tübingen.)

1 mm bei niedrigen Kontrasten eindeutig überlegen, was ihre so breite Anwendung in der Weichteildiagnostik ermöglicht.

Die hier dargestellte Detailerkennbarkeit in Abhängigkeit vom Kontrast ändert sich natürlich etwas, wenn die Dosis erhöht oder erniedrigt wird. Die Kurven stellen lediglich typische Verhältnisse dar. Sie geben zu einem gewissen Grad die physikalische Beantwortung der immer wieder gestellten Frage nach dem kleinsten erkennbaren Tumor.

Neben der hier dargestellten Detailerkennbarkeit bietet z. B. ein Computertomograph für die Tumordiagnose noch weitere, entscheidende Möglichkeiten.

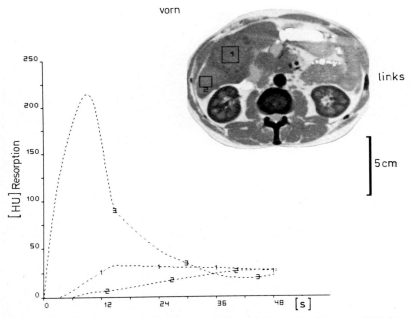

Abb. 3.4. Absorptionswerte in HU über der Zeit, ermittelt aus der Folge von Schichtaufnahmen von Abb. 3.3

Sie bestehen in der Untersuchung des zeitlichen Verlaufs von Kontrastmittelaufnahme und -abgabe durch das Gewebe. Soweit dieser Verlauf bei gesundem Gewebe und Tumor unterschiedlich ist, kann seine Erfassung die Diagnose wesentlich unterstützen. Vor allem bei Tumoren, die ohne Kontrastmittelgabe isodens zum gesunden Gewebe erscheinen.

Ein Computertomograph wie das Somatom DR erlaubt, dieselbe Körperschicht mit einer frei programmierbaren Aufnahmefolge bis zu 12 Scans pro Minute nach der Kontrastmittelinjektion zu untersuchen. Abbildung 3.3 zeigt einen auf diese Weise dargestellten Lebertumor. Die ersten Aufnahmen dieser Folge, die hier nur in Ausschnitten dargestellt sind, erfolgten in einem zeitlichen Abstand von 5 s, die weiteren mit einem Abstand von 11 s. Der Tumor ist nur während etwa 10 s deutlich zu erkennen.

Die quantitative Auswertung ist in Abb. 3.4 dargestellt. Dazu wurden 3 Meßfelder („regions of interest") eingeblendet, über der Aorta, dem normalen und dem tumorösen Gewebe. Es handelt sich offensichtlich um einen gut durchbluteten Tumor, denn das Kontrastmittel liefert im Meßfeld 1 einen schnelleren Dichteanstieg und damit Zunahme der in Hounsfield-Einheiten (HU) gemessen Absorption gegenüber dem Meßfeld 2 über dem gesunden Lebergewebe. Der maximale CT-Werteunterschied zwischen Tumor und umgebendem Gewebe beträgt in diesem Fall etwa 25 HU. Das entspricht einem Kontrast von lediglich 1,25%.

Wie die klinische Erfahrung immer wieder zeigt, muß die Erkennbarkeit niedriger Kontraste als genauso wichtig eingestuft werden wie die Erkennbarkeit kleiner Details. Was ein bildgebendes System in dieser Hinsicht leistet, wird in einer umfassenden Weise durch das Kontrast-Detail-Diagramm dargestellt. Darüber hinaus ist häufig eine Aufnahmeart für den Diagnoseerfolg entscheidend, wie etwa die kurz dargestellte CT-Anwendung für dynamische Studien.

Literatur

Kalender WA, Hübener K-H (1984) Digitale Radiographie unter Verwendung eines Computertomographen im Vergleich zur konventionellen Film-Folien-Aufnahme. Fortschr Geb Röntgenstr Nuklearmed Ergänzungsband 140: 87–92

4. Möglichkeiten der Computertomographie in der Onkologie

E. BÜCHELER

Die Möglichkeiten zur Artdiagnose einer Raumforderung in der Nativcomputertomographie sind begrenzt. Form und Größe einer Läsion, das Verteilungsmuster sowie auch die Dichtemessung lassen nicht immer eine Artdiagnose zu. Ausnahmen bilden Zysten, Flüssigkeits- oder Blutansammlungen (Abb. 4.1). Durch die intravenöse Kontrastmittelapplikation können jedoch die Aussagemöglichkeiten bezüglich der Artdiagnose in verschiedenen Organen verbessert werden. Diese sind an bestimmte Voraussetzungen gebunden.

1) Durchführung einer Bolusinjektion, d. h. einer sehr schnellen intravenösen Applikation einer größeren Kontrastmittelmenge.
2) Anfertigung von Serienscans in schneller Abfolge.
3) Stabile Kreislaufverhältnisse (insbesondere Herzinsuffizienz muß ausgeschlossen sein).
4) Kooperationsbereitschaft des Patienten.

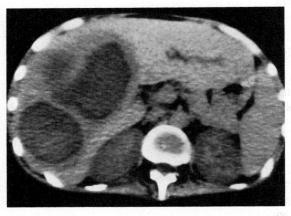

Abb. 4.1. Leberabszesse bei M. Crohn. Mehrere stark hypodense Areale im rechten Leberlappen, die durch einen Randwall mit verminderter Dichte gegen das normal dichte Lebergewebe abgegrenzt sind

Die Voraussetzungen 3) und 4) sind jedoch – v. a. bei älteren Patienten – nicht immer gegeben. Neben diesen mehr oder weniger technisch-methodischen Voraussetzungen sind auch bestimmte Anforderungen an den Untersucher von größter Wichtigkeit. Er sollte über ausreichende Kenntnisse in der pathologischen Anatomie verfügen. Sehr hilfreich sind für die Erstellung der Artdiagnose gute Erfahrungen mit der Angiographie. Denn die Befunde der Serien-Angio-CT spiegeln das vaskuläre Erscheinungsbild bestimmter Tumoren im Angiogramm wieder.

Leberdiagnostik

Unter diesen Prämissen bestehen bei der Computertomographie – z. B. zur Diagnostik fokaler Leberläsionen – verschiedene differentialdiagnostische Möglichkeiten. Zunächst können wir bei guter Untersuchungstechnik zwischen gut- und bösartigen Raumforderungen differenzieren. Dieses ist besonders bei einer isolierten Läsion von Bedeutung. In dieser Situation stehen wir immer wieder vor der Frage, ob es sich um ein primäres Lebermalignom oder eine Metastase eines unbekannten Primärtumors handelt oder ob bei einem bekannten Primärtumor wirklich eine Metastase oder ein gutartiger Prozeß vorliegt.

Da alle diese Raumforderungen im Nativscan als hypodense Areale erscheinen, ist die Differentialdiagnose hiermit allein praktisch unmöglich. Beim hepatozellulären Karzinom (Abb. 4.2 a, b) findet man jedoch im Angio-CT die typischen Zeichen der Gefäßneubildung in den ersten Serienscans sowie in den späteren Phasen unregelmäßige Hypo- und Hyperdensitäten, wogegen die Metastasen niemals diese ausgeprägt hypervaskularisierten Formen (Abb. 4.3) zeigen. Allerdings gibt es auch zahlreiche Fälle von wenig vaskularisierten primären Lebertumoren, so daß die Differentialdiagnose nicht immer gestellt werden kann. In diesen Fällen sollte immer eine Feinnadelbiopsie erfolgen.

Sehr wichtig erscheint die Frage, ob wirklich eine Metastase vorliegt. Wir kennen alle das Problem eines isolierten Herdes in der Leber, der bei einem bekannten Primärtumor allzuschnell als Metastase deklariert wird, wobei es sich realiter um einen gutartigen Prozeß (z. B. Hämangiom) handelt. Eine solche Fehleinschätzung hat – v. a. bei jüngeren Patienten – oft sehr verheerende Auswirkungen auf Therapie und Psyche. Wir fordern daher aufgrund eigener unangenehmer Erfahrungen in diesen Fällen immer die Durchführung einer Serien-Angio-CT. Gutartige fokale Läsionen der Leber zeigen im Serien-Angio-CT Dichteänderungen, wie wir sie auch typischerweise von der Angiographie her kennen. Das Hämangiom (Abb. 4.4) läßt an den Rändern eines hypodensen Bezirks kleine punktförmige oder lakunenartige Kontrastanhebungen er-

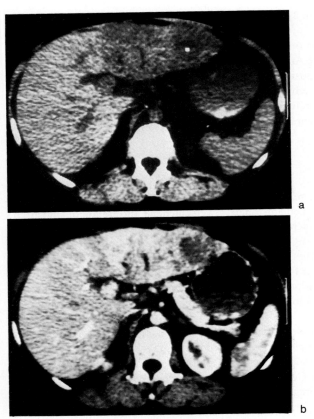

Abb. 4.2 a, b. Hepatozelluläres Leberkarzinom. **a** Nativscan: großes hypodenses Areal im linken Leberlappen mit unterschiedlichen Dichten. **b** Kontrastscan nach Bolusinjektion: einzelne im Nativscan hypodense Areale jetzt im Vergleich zum übrigen Lebergewebe hyperdens; daneben bleiben jedoch noch hypodense Areale im linken Leberlappen, die nicht vaskularisiert sind

kennen. Das Enhancement kann weiter nach zentral fortschreiten. Das Leberadenom (Abb. 4.4) ist durch seine homogene Kontrastanreicherung in der frühen Phase charakterisiert, wobei sich die Kontrastmittelsteigerung etwa nach 30 s an das übrige Lebergewebe angleicht. Die fokale noduläre Hyperplasie (Abb. 4.5) weist dagegen eine unregelmäßigere Begrenzung und einen zentralen Venenstern auf. Gegenüber diesen gutartigen Prozessen führen isolierte Metastasen in der Serien-Angio-CT nur zu einer begrenzten Dichtesteigerung.

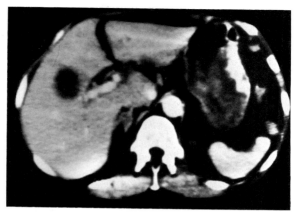

Abb. 4.3. Lebermetastase eines Magenkarzinoms. Kontrastscan nach Bolusinjektion. Kontrastierung von Aorta, V. cava und Lebervene im Leberhilus. Hypodenses Areal im rechten Leberlappen, welches gegenüber dem Nativscan keine Dichteanhebung zeigt

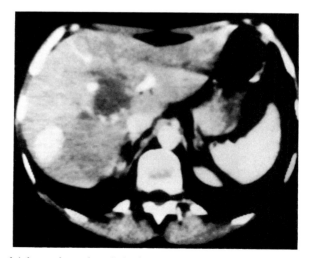

Abb. 4.4. Hämangiom und Adenom im rechten Leberlappen. Kontrastscan nach Bolusinjektion. Kontrastierung von Aorta und V. cava. In Lebermitte hypodenses Areal mit kontrastierten Gefäßen an den Rändern durch Hämangiom. Im dorsalen Abschnitt des rechten Leberlappens homogen hyperdenses Areal mit relativ scharfer Abgrenzung gegenüber der Leber durch Leberadenom

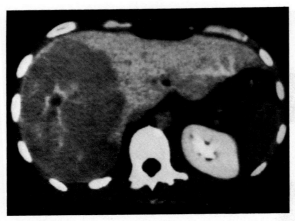

Abb. 4.5. Fokale noduläre Hyperplasie. Nativscan. Unregelmäßig begrenztes großes hypodenses Areal. Zentral stärker hypodenses Areal mit Venenstern

Ein Faktum sollte jedoch noch erwähnt werden. Durch die Verbesserung unserer Untersuchungstechnik, aber auch durch zunehmenden Einsatz nichtinvasiver Methoden, z. B. Ultraschall, entdecken wir manche Leberläsionen, die realiter ohne klinische Relevanz sind; sie ziehen jedoch oft Folgeuntersuchungen nach sich, z. B. die Suche nach einem Primärtumor. Eine schnellere Differenzierung ohne größeren Aufwand ist daher erstrebenswert. Hierbei liefert die Serien-Angio-CT einen sehr wichtigen Beitrag, sind wir doch in der Lage, in fast 75–80% die Differentialdiagnose einer isolierten Leberläsion zu klären. Dabei sollte die Differentialdiagnose der gutartigen Prozesse allerdings auch in der Serien-Angio-CT mit Vorsicht gestellt werden. Es genügt m. E. die Differenzierung zwischen gut- und bösartig.

Gallendiagnostik

In der Gallendiagnostik ist die Cholestase durch CT sicher zu diagnostizieren und eine Abgrenzung von einer parenchymatösen Erkrankung möglich. Die Ursache einer Abflußbehinderung kann jedoch in sehr vielen Fällen nicht abgeklärt werden. Auch die intravenöse Gabe eines gallen- oder nierengängigen Kontrastmittels trägt zur Differentialdiagnose nicht wesentlich bei.

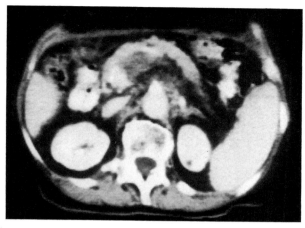

Abb. 4.6. Pankreaskarzinom. Kontrastscan nach Bolusinjektion. Starke Kontrastierung von Aorta und V. cava. Hypodenses Areal im hinteren Abschnitt des Pankreaskopfes durch Tumor. Gute Kontrastierung des übrigen Pankreasparenchyms

Pankreasdiagnostik

Beim Pankreas stehen wir vor 2 Problemen. Die *akute Pankreatitis* ist im Computertomogramm nativdiagnostisch problemlos festzustellen. Nach Bolusinjektion und Serien-Angio-CT werden jedoch das Ausmaß der Parenchymdestruktionen und v. a. frühzeitige Komplikationen sicher objektivierbar. Dies hat auf das therapeutische Procedere wesentlichen Einfluß.

Die Diagnostik des *Pankreastumors* ist nach wie vor schwierig und problematisch, wenn es sich um kleine Tumoren handelt oder wenn keine zusätzlichen Befunde eines Malignoms (z. B. Metastasen) vorliegen. Große Hoffnungen hat man in die Serien-Angio-CT mit Bolustechnik gesetzt, da man meinte, nichtkontrastiertes Tumorgewebe vom funktionierenden Pankreasparenchym besser abgrenzen zu können (Abb. 4.6). Doch auch diese Technik versagt nach unseren Erfahrungen relativ oft aus methodischen Gründen, aber auch aus Gründen der Gefäßmorphologie, da Pankreastumoren mit Ausnahme der Inselzelltumoren nicht hypervaskularisiert sind. Auch die Differentialdiagnose eines Tumors gegenüber einer lokalisierten *chronischen Pankreatitis* ist mit der Serien-Angio-CT sehr oft unmöglich. Das liegt in der ähnlichen Gefäßarchitektonik beider Erkrankungen begründet, wie uns das die Angiographie gezeigt hat.

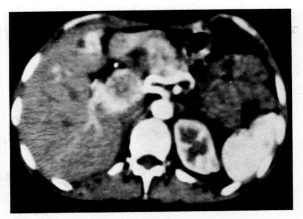

Abb. 4.7. Inselzellkarzinom des Pankreas mit Lebermetastasen. Kontrastscan nach Bolusinjektion. Darstellung der Aorta, des Truncus coeliacus und der A. hepatica. Vor der A. hepatica stark hyperdenses Areal mit zentralen hypodensen Bezirken im Pankreaskopf; 2 hyperdense Bezirke in der Leber durch Metastasen

Hypervaskularisierte *hormonproduzierende Tumoren* des Pankreas (Abb. 4.7) sind aufgrund ihrer Größe oft sehr schwierig zu diagnostizieren. Ab 1 cm Durchmesser können sie jedoch bei sorgfältiger Pankreasuntersuchung festgestellt werden.

Zusammenfassung

Mit Hilfe der Serien-Angio-CT und der intravenösen Kontrastmittelapplikation in Bolusform können wir in vielen Fällen, v.a. bei jungen Patienten, die Differentialdiagnose einer fokalen Leberläsion klären. Die CT ersetzt jedoch nicht die Histologie. Dagegen sind die Resultate bei Gallengangserkrankungen unbefriedigend. Auch die Ergebnisse der Tumordiagnostik des Pankreas entsprechen nicht unseren Erwartungen, wenngleich gewisse Fortschritte erreicht worden sind. Bei der akuten Pankreatitis hat die Serien-Angio-CT insbesondere zum Nachweis von Komplikationen große Bedeutung.

5. Zur Tumordiagnose mit MR ("magnetic resonance")

A. Ganssen

Mit der magnetischen Kernresonanz (in Verbindung mit der medizinischen Anwendung heute meist als MR oder NMR, "nuclear magnetic resonance", bezeichnet) können nichtinvasiv In-vivo-Abbildungen des Körperinneren hergestellt werden, die entweder die natürliche *Dichteverteilung* einer Atomart im Körper oder das örtliche *magnetische Kernrelaxationsverhalten* oder beides zusammen darstellen. Unter gewissen Umständen wird die Bestimmung von chemischen Verbindungen möglich.

Das häufigste Element des menschlichen Körpers, der Wasserstoff, stellt auch das am leichtesten mit MR nachweisbare Element dar. Dies gilt ganz besonders, wenn die natürlichen Isotopenhäufigkeiten mitberücksichtigt werden. Für die raumauflösende bildgebende MR verwenden wir deshalb fast ausschließlich die Wasserstoff- oder Protonen-MR.

Welche physikalische oder physiologische Eigenschaften der lebenden Materie können wir nun mit der MR nachweisen?

1) Die von Gewebe zu Gewebe verschiedene *Dichteverteilung* wird hauptsächlich durch den unterschiedlichen Wassergehalt verschiedener Gewebearten bestimmt. Es sind v. a. die frei beweglichen Wassermoleküle, welche zum MR-Signal beitragen. Das an den Oberflächen der Membranen und an den Makromolekülen gebundene Wasser tritt dabei ebenso wenig in Erscheinung wie der in den Eiweißmolekülen gebundene Wasserstoff. Dagegen tragen die Wasserstoffatome in den Kohlenwasserstoffketten der Fettsäuren zum MR-Signal wiederum bei. Um bei einer vorgegebenen Magnetfeldstärke und Meßzeit eine ausreichende Dichteauflösung zu erhalten, ist eine Mindestzahl von Wasserstoffatomen erforderlich, welche das kleinste Volumen bestimmt, das in der bildgebenden MR noch aufgelöst werden kann. Bei den jetzt verwendeten Feldstärken von 0,2 T bis 2 T liegt das aufgelöste Volumen in der Größenordnung von Kubikmillimetern. Diese Tatsache beinhaltet bereits, daß das bei der MR gemessene Signal immer eine Mittelung über eine große Anzahl von Zellen und oft sehr verschiedene Gewebearten darstellt. Die wesentlichen Beiträge kommen vom intrazellulären und extrazellulären Wasser.

2) Während die Unterschiede im Wassergehalt der Gewebe in der Regel etwa nur 15–20% betragen, können die MR-Kontraste aufgrund des sehr unter-

schiedlichen Relaxationsverhaltens verschiedener Gewebeanteile wesentlich
größer sein. Die *magnetische Kernrelaxation* geht letzten Endes auf die gegen-
seitige dynamische magnetische Wechselwirkung der Elementarteilchen – ver-
ursacht durch die Brown-Molekularbewegung – zurück. In reinen Flüssigkei-
ten besteht ein direkter Zusammenhang mit der Viskosität. In gemischten Sy-
stemen (z. B. Proteinen) werden die Kernrelaxationszeiten – auch in ganz emp-
findlicher Weise – von den mittleren Verweilzeiten in der Hydrathülle der Pro-
teine, den Absorptionszeiten, bestimmt. Das Verhältnis des frei beweglichen
Wassers zu den festeren Bestandteilen eines Gewebes und deren Oberfläche
hat einen starken Einfluß. Die Relaxationszeiten zwischen verschiedenen
natürlichen Geweben können sich um den Faktor 3–4 unterscheiden. Durch
paramagnetische Kontrastmittel können die Relaxationszeiten künstlich um
ein Vielfaches verkürzt werden.

3) Die *chemische Zusammensetzung* des untersuchten Gewebes läßt sich aufgrund der Vielzahl der vorhandenen Molekülkonfigurationen und der meist
sehr komplexen organischen Verbindungen nur in Ausnahmefällen bei Feldstärken unterhalb von 2 T bestimmen.

4) Schließlich kann die *Molekülbewegung* z. B. im Blutfluß gemessen werden.

Die Protonendichtebestimmung ist auf einem Wasserphantom möglich. In
den Gefäßabschnitten befinden sich z. B. reines Wasser auf der einen Seite und
dann anschließend 75-, 50- und 25%ige Mischungen von normalem Wasser
(H_2O) und schwerem Wasser (D_2O). Das MR-Bild gibt die entsprechende
Grautonabstufung der optisch nicht ohne weiteres unterscheidbaren Mi-
schungsverhältnisse wieder. Die digitale Auflösung der Dichtewerte ist pro-
portional dem Volumen, welches gemessen wurde, oder umgekehrt proportio-
nal zur räumlichen Auflösung. Bei einer Feldstärke von 0,5 T und einer Scan-
dauer von etwa 10 min kann die Auflösung bei einem Bildelement von 5 mm^3
etwa ± 1% betragen.

Ebenso wie die Protonendichte kann mit einem Phantom – mit wäßrigen Lösungen verschiedener Kernrelaxationszeiten – die Kernrelaxationsmessung
getestet werden. Die magnetische Kernrelaxationsrate T_2 zeigt eine starke Abhängigkeit von der Viskosität bzw. der Makromolekülkonzentration bei wäßrigen Lösungen von Blutalbumin- bzw. Fibrinogenlösungen (Ganssen et al.
1979), T_1 von der Anzahl der gelösten paramagnetischen Moleküle (Bloembergen 1961). Die starke Abhängigkeit der Relaxationszeiten vom Milieu der untersuchten Protonen macht sich besonders durch die starke Empfindlichkeit
von T_1 und T_2 gegenüber pathologischen Gewebeänderungen bemerkbar (Damadian 1971). Bei schnell wachsenden Neubildungen findet sich meist eine
deutliche Verlängerung von T_1 und T_2, was zumindest zum Teil auch auf einen
erhöhten freien Wassergehalt zurückgeführt werden kann. Schon eine verän-

derte Zellform kann zusammen mit dem verschieden differenzierten Zellinhalt wesentlich zur Änderung der effektiven Relaxationszeit beitragen.

Die relativen Unterschiede zu dem umgebenden Gewebe sind meist so groß, daß Gewebeneubildungen, welche die Größe des auflösbaren Volumens von einigen Kubikmillimetern annehmen, grundsätzlich als Gewebeänderung erkennbar sind. Da auch Ödeme und andere Läsionen zur Verlängerung der Relaxationszeiten beitragen können, ist allein aufgrund der verlängerten Relaxationszeiten eine Differentialdiagnose sicher noch nicht möglich. Hier ist noch viel Forschungsarbeit zu leisten.

Mit entsprechend angepaßten Scanparametern können Lebermetastasen ohne Kontrastmittel gut sichtbar gemacht werden. Eine interessante Möglichkeit zur Erkennung von malignen Neubildungen könnte auch in der Darstellung des hochaufgelösten MR-Spektrums der untersuchten Region bestehen. Eine wesentlich größere chemische Differenzierung kann mit dem MR-Spektrum des Phosphors (^{31}P) oder des Kohlenstoffs (^{13}C) erhalten werden. Endgültige Ergebnisse liegen hier noch nicht vor.

Der mit der Phosphor-MR meßbare Gewebe-pH-Wert konnte in Tierversuchen an Krebsgeweben (Evanochko et al. 1982) unter Anoxie meist deutlich nach unten verschoben festgestellt werden. Erschwerend ist das kleine von Phosphor und Kohlenstoff erhältliche MR-Signal, welches die Anwendung sehr hoher magnetischer Feldstärken und wesentlich größerer Meßvolumen erforderlich macht.

Grundsätzlich läßt sich sagen, daß die MR schon heute für die Auffindung von bösartigen Neubildungen sehr nützlich sein kann. Ihre Anwendung für differentialdiagnostische Zwecke – für deren Möglichkeit es zweifellos schon heute Hinweise gibt – muß jedoch erst noch erforscht werden.

Literatur

Bloembergen N (1961) Nuclear magnetic relaxation. Benjamin, New York
Damadian R (1971) Tumor detection by NMR. Science 171: 1151
Evanochko WT, Thian CN, Glickson JD (1982) Human tumors as examined by invivo ^{31}P NMR in athymic mice. Biochem Biophys Res Commun 109: 1346–1352
Ganssen A, Schmid-Schönbein H, Malotta H, Schneider R (1979) Fast determination of water mobility in blood plasma. Biorheology 16: 398–402

6. Möglichkeiten der Gewebszuordnung im Kernspintomogramm

W. RÖDL

Theoretische Grundlagen

Die *Kernspintomographie* erstellt Schnittbilder des menschlichen Körpers in axialen, koronaren und sagittalen Schnittebenen (Abb. 6.1 a–c). Sie benutzt zur Bildherstellung das *Prinzip der kernmagnetischen Resonanz* (Oppelt 1983, Pykett et al. 1982): Atomkerne mit ungerader Ordnungszahl weisen einen Eigen-

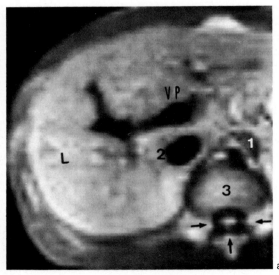

Abb. 6.1. a Querschnitt durch die Leber. Bei kurzer Repetitionszeit (675 ms) und kurzer Ausleseverzögerung (48 ms) ist die V. portae *(VP)* mit ihren intrahepatischen Aufzweigungen deutlich gegen das graue Leberparenchym *(L)* abgesetzt. Dunkel auch die Aorta *(1)* und die V. cava *(2)*. Im Rückenmarkkanal (←) hebt sich das helle Rückenmark deutlich vom dunklen Liquor ab *(3* Wirbelkörper). **b** Koronarschnitt durch das Abdomen (Repetitionszeit 672 ms, Ausleseverzögerung 45 ms). Die Lungenbasis hebt sich dunkel gegen das Diaphragma ab. Die dunkle Kontrastierung der Gallenblase *(G)* deutet auf unkonzentrierte Lebergalle hin. V. mesenterica superior, Konfluens und V. por-

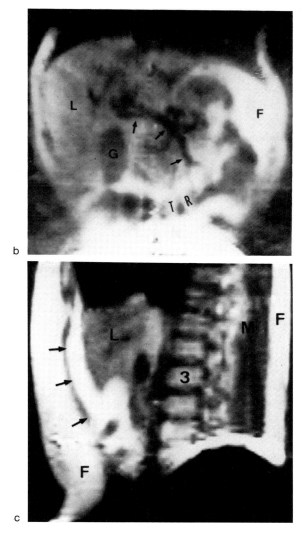

b

c

tae (←) sind dunkel gegen das Leberparenchym *(L)* kontrastiert; hell das perisplenale Fett *(F)*. Im Colon transversum *(TR)* ist deutlich zwischen dunkler Darmluft und hellem mesenterialem Fett um die Haustren zu differenzieren. **c** Medianer Längsschnitt durch den Oberbauch (Repetitionszeit 299 ms, Ausleseverzögerung 58 ms). Die ventrale Fettschürze (→) hebt sich hell kontrastiert gegen die graue Leber *(L)* ab. Wirbelkörper *(3)* und dunkle Intervertebralräume sind gut differenzierbar. Dunkel ist auch die Rückenmuskulatur *(M)* gegen das subkutane Fett *(F)* abgesetzt

drehimpuls (Spin) auf. Sie verhalten sich wie Elementarmagnetchen: in einem statischen starken Magnetfeld lassen sie sich in eine Gleichgewichtslage ausrichten. Durch einen 90°-Hochfrequenz- (HF-)Impuls werden sie aus dieser Gleichgewichtslage ausgelenkt. Nach Beendigung des HF-Impulses kehren sie, wie torkelnde Kinderkreisel, in die Gleichgewichtslage zurück, d.h. sie relaxieren und erzeugen im Rahmen dieser Relaxation ein meßbares Kernresonanzsignal. Mit der Kernspintomographie kann gegenwärtig nur das Relaxationsverhalten der Wasserstoffprotonen im Gewebe untersucht werden.

Das *Kernresonanzsignal* gibt Auskunft über die Gewebsparameter im untersuchten Körperquerschnitt, wird aber auch maßgeblich von Meßparametern beeinflußt. Zu den *Gewebsparametern* gehören: die Dichte der Wasserstoffprotonen, ihre Relaxationszeiten T_1 und T_2 und die Protonenbewegung im untersuchten Körperquerschnitt.

Meßparameter: Wir haben nach dem Spin-Echo-Verfahren gearbeitet und an variablen Meßparametern die Impulsfolgezeit oder Repetitionszeit T_r (Zeit zwischen 2 auslenkenden Hochfrequenzimpulsen) und die Ausleseverzögerung τ (Zeit zwischen HF-Impuls und dem Auslesen des Kernresonanzsignals)

Tabelle 6.1. Spin-Echo-Verfahren. Im sog. „saturation recovery mode" lassen sich durch Kombination kurzer bzw. langer Repetitionszeiten (300 bzw. 1600 ms) mit kurzen bzw. langen Ausleseverzögerungen (30 bzw. 60 ms) unterschiedliche Meßsequenzen (Mode 1, 4 und 5) durchführen. Aus Aufnahmen nach Mode 1 und 4 lassen sich errechnete T_1-Bilder, nach Mode 4 und 5 errechnete T_2-Bilder rekonstruieren. „Inversion recovery mode": Mode 2 und 3

T_1 / T_2		Mode		Repetitionszeit T_r [ms]	Ausleseverzögerung τ [ms]
		Saturation recovery	1	300	30
T_1	1+4		4	1600	30
T_2	4+5		5	1600	60
		Inversion recovery	2	1600 400 = T_d	30
			3	1600 400 = T_d	30
				T_d = Inversionsverzögerung	

miteinander kombiniert. Durch Kombination langer bzw. kurzer Repetitionszeiten mit langen bzw. kurzen Ausleseverzögerungen kommt man zu verschiedenen Meßsequenzen (Tabelle 6.1).

Gewebscharakterisierung im Kernspintomogramm

Prinzipiell kann ein Kernspintomogramm (KST) als Grautonbild oder als errechnetes Relaxationsbild wiedergegeben werden.
Im *Grautonbild* werden Areale mit starkem Signal hell dargestellt und umgekehrt. Die *Grautonstufe* ein und desselben Gewebes wiederum ist abhängig von der durchgeführten Meßsequenz (Meßmode). Dieses sog. *modeabhängige Grautonverhalten* gibt Aufschlüsse über das untersuchte Gewebe und erlaubt eine qualitative Gewebsdifferenzierung in Luft, Flüssigkeit, Fett, solides Parenchym, Spongiosa und Kortikalis. In *Grautondiagrammen* kann man so eine qualitative Gewebszuordnung vornehmen (Abb.6.2).
Relaxationsbilder (T_1- und T_2-Bilder) lassen die sog. Relaxationszeiten T_1 und T_2 messen, in denen die ausgelenkten Wasserstoffprotonen in ihre Ruhelage zurückkehren. Dadurch ist eine zusätzliche quantitative Gewebsdifferenzierung über die qualitative Zuordnung des Grautonbildes hinaus möglich.

Lebererkrankungen

Bei unseren Untersuchungen der Leber haben wir festgestellt, daß sich fokale Läsionen oftmals weniger durch ihre Relaxationszeiten (Mittelwerte von T_1 bzw. T_2), sondern vielmehr durch die Streuung dieser Relaxationszeiten (Standardabweichung von T_1 bzw. T_2) unterscheiden (Abb.6.3). Dies läßt sich in Korrelationsdiagrammen darstellen, in denen die Mittelwerte und die Standardabweichungen der Relaxationszeiten einander gegenübergestellt und als 95%-Streuellipsen aufgetragen sind (Abb.6.4a–c).
Die *klinischen Ergebnisse* der eigenen Untersuchungen und der bisherigen Literaturmitteilungen lassen sich folgendermaßen zusammenfassen:
1) Fokale Läsionen: Diese sind bereits im Grautonbild faßbar, mit den supraleitenden Magneten der neuen Generation teilweise besser als mit Ultraschall (US) und Computertomographie (CT). Bei *Leberzysten* läßt sich mit allen 3 Methoden die Artdiagnose stellen. Bei *echodichten Läsionen im Ultraschall* vermag die KST, ähnlich wie die Angio-CT, vielfach die Artdiagnose hinsichtlich Metastasen, Hämangiom oder Hamartom zu stellen oder zumindest die Differentialdiagnose erheblich einzuengen. Bei der *Metastasensuche* allgemein sind die Läsionen als solche im KST zuverlässig faßbar. Grautonbild und

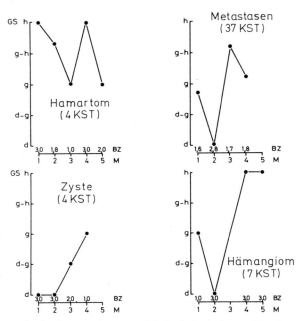

Abb. 6.2. Grautondiagramm fokaler Leberläsionen. Für ein und dieselbe Läsion wurde die unterschiedliche Grautonstufe *(GS)* im Grautonbild in Abhängigkeit von der angewandten Meßsequenz (*M* 1–5) aufgetragen; *d* dunkel, *g* grau, *h* hell. Hamartome, Metastasen, Zysten und Hämangiome stellen sich bei gleicher Meßsequenz in unterschiedlicher Grautonstufe dar (modeabhängiges Grautonverhalten). Das erlaubt eine qualitative Gewebsdifferenzierung. Die Bildqualität der Läsionen in den einzelnen Meßsequenzen wurde als Bildgütezahl *(BZ)* angegeben: BZ 3,0 = sehr gut, BZ 1,0 = schlecht

Relaxationsbild lassen Metastasen von Zysten, Hamartomen und Hämangiomen abgrenzen. Sie sollen aufgrund ihres spezifisch verlängerten Tumor-T_1 sogar die Artdiagnose erlauben (Mallard et al. 1980; Smith et al. 1981; Young et al. 1982; Zeitler et al. 1983). In unserem Krankengut wurden alle gesicherten Metastasen in der KST erkannt. Wir sehen allerdings bisher keinen Vorteil der KST gegenüber US und CT. Ein charakteristisches Verhalten der Metastasen hinsichtlich des Primärtumors konnten wir nicht beobachten. *Primäre Lebermalignome* stellen sich im KST wie in der CT zuverlässig dar (Smith et al. 1981; Doyle et al. 1982). Der Kontrast zwischen Tumor und umgebendem Parenchym ist jedoch im KST größer (Steiner 1983). Bei Hepatomen ist das T_1 verlängert, aber kürzer als das von Metastasen (Young et al. 1982), oftmals jedoch nicht von dem T_1 zystischer Hämangiofibrome zu trennen (Smith et al.

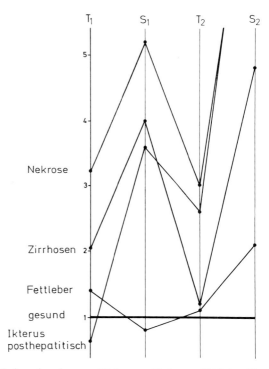

Abb. 6.3. Bei unterschiedlichen Lebererkrankungen (Nekrosen, Zirrhosen, Fettleber, Ikterus) wurden die Relaxationszeiten T_1 und T_2 sowie die Streuung der Relaxationszeiten auf die Vergleichswerte der gesunden Leber bezogen und als Vielfaches graphisch dargestellt. Die Streuung ist als Standardabweichung der Mittelwerte aufgetragen (S_1 und S_2). Es zeigt sich, daß sich die einzelnen Lebererkrankungen (mit Ausnahme der Fettleber) von den gesunden Lebern stärker durch die Streuung der Relaxationszeiten als durch die absoluten Relaxationszeiten (Mittelwerte) unterscheiden

1981). Wir glauben, daß die T_1-Bestimmung eine Differenzierung zwischen Tumorknoten und zirrhotischen Regeneratknoten beim Leberzellkarzinom auf dem Boden einer Zirrhose zuläßt (Rödl et al. 1983).

2) *Diffuse Leberparenchymschäden:* Hierbei ist für die Differentialdiagnose nicht das Grautonbild, sondern die Bestimmung der Relaxationszeiten entscheidend. Die KST vermag die Diagnose *Zirrhose* zu stellen und zwischen äthylischer (verlängertes T_1) und primär-biliärer Zirrhose (verkürztes T_1) zu differenzieren. Die *Hämochromatose* wird mit CT wie mit der KST erkannt. Mit der KST vermag man das Ausmaß des sekundär zirrhotischen Umbaus im Rahmen einer Hämochromatose abzuschätzen (Verlängerung des T_1).

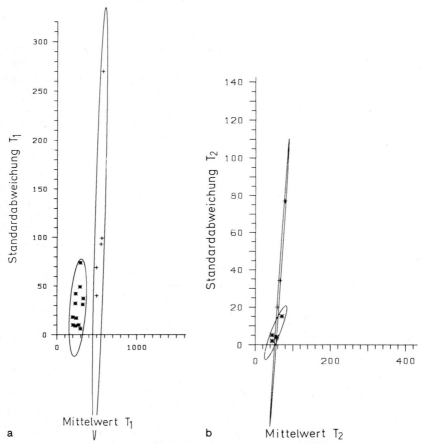

Abb. 6.4 a–c. In Korrelationsdiagrammen wurden Mittelwerte und Standardabweichungen von gesunden Lebern (★) und Leberzirrhosen (+) gegeneinander in sog. 95%-Streuellipsen aufgetragen. **a** Im T_1-Verhalten unterscheiden sich die Zirrhosen allein schon durch das längere T_1 (Mittelwert T_1), stärker jedoch durch die Streuung der T_1-Werte (Standardabweichung T_1) von den gesunden Lebern. **b** Im T_2-Verhalten unterscheiden sich die Zirrhosen nur durch die stärkere Streuung der Mittelwerte von den gesunden Lebern. Stellt man die Mittelwerte von T_1 und T_2 einander gegenüber (**c**), zeigen die 95%-Streuellipsen von gesunden Lebern und Zirrhosen keine Überschneidungen

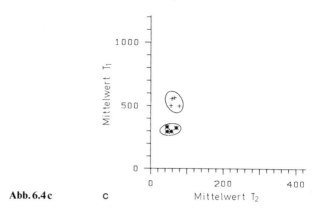

Abb. 6.4 c   c

Mittelwert T_2

Pankreaserkrankungen

Die Pankreatitis erfährt durch die KST keine Zusatzinformation. Pseudozysten sind zwar sicher faßbar. Der Kalk als Leitschiene für die chronisch kalzifizierende Pankreatitis wird jedoch in der KST so gut wie nicht erkannt. Das *Pankreaskarzinom* hat ein verlängertes T_1 und T_2. Von der akuten wie von der chronischen Pankreatitis läßt es sich, wenn überhaupt, eher durch die große Streuung als durch die absolute Höhe seiner Relaxationszeiten differenzieren. Wir haben eine sichere Zusatzinformation zu US und CT nicht erfahren. Andere Autoren (Margulis u. Wall 1984) konnten Pankreaskarzinome im nicht vergrößerten Organ erkennen, im Farbbild deutlicher als im Grautonbild.

Lymphome, Erkrankungen des kleinen Beckens

Der Kontrast der Lymphome im Grautonbild hängt maßgeblich von der Umgebung ab. In unserem Krankengut waren am schlechtesten die peripankreatischen Lymphome gegen die Umgebung differenzierbar. Am deutlichsten sollen Lymphome intrathorakal faßbar sein. Bei uns waren Lymphome gut faßbar im kleinen Becken. Überhaupt scheint das kleine Becken im Ganzkörperbereich die Region zu werden, wo die KST der CT überlegen ist: Prostatakarzinome sind von der Prostatahyperplasie differenzierbar. Eine makroskopisch nicht veränderte Samenblase zeigt im KST die Infiltration bei einem Prostatakarzinom (Margulis u. Wall 1984).

Zusammenfassung und Ausblick

1) Umschriebene Läsionen der Leber: Sie werden zuverlässig mit den etablierten Verfahren wie mit der KST erkannt. Bei sonographisch echodichten Läsionen vermag die KST wie die Angio-CT zwischen Metastasen, Hämangiomen und Hamartomen zu differenzieren. Aufgrund der Relaxationszeiten soll zwischen benignen und malignen Leberprozessen, zwischen primären Lebermalignomen und Metastasen differenzierbar sein. Eine derart sichere Aussage konnten wir aufgrund unserer Beobachtungen nicht machen.

2) Diffuse Leberparenchymschäden (Fettleber, Zirrhose, Hämochromatose, Hepatitis): Hierbei vermag die Bestimmung der Relaxationszeiten eine echte differentialdiagnostische Zusatzinformation zu geben. Parenchymschäden scheinen offensichtlich eine Domäne der KST zu werden.

3) Pankreas und Prostata: Im Pankreas, besonders aber im Bereich der Prostata soll zwischen benignen und malignen Läsionen differenzierbar sein.

4) Leistungsfähigkeit: Die Zahl der Literaturberichte erlaubt gegenwärtig noch keine verbindliche Aussage über die Trefferquote der KST bei der Differentialdiagnose maligne/benigne und bei der Artdiagnose.

5) Methodische Möglichkeiten: Sie sind seit 1 Jahr durch die Einführung leistungsstärkerer supraleitender Magnetsysteme auch in der Bundesrepublik Deutschland deutlich erweitert. Was die momentan noch im Forschungsstadium stehende NMR-Spektroskopie bei der Patientenuntersuchung zu leisten imstande sein wird, läßt sich noch nicht absehen.

Literatur

Doyle FH, Pennok JM, Banks IM (1982) Nuclear magnetic resonance imaging of the liver - initial experience. AJR 138: 193-200

Mallard JR, Hutchison JMS, Edelstein WA (1980) In-vivo NMR imaging in medicine: The Aberdeen approach, both physical and biological. Philos Trans R Soc Lond [Biol] 289: 519-530

Margulis AR, Wall SD (1984) The clinical role of magnetic resonance imaging. Digit Bilddiagn 4: 1-5

Oppelt A (1983) Kernmagnetische Resonanz in der Medizin. Physik in unserer Zeit 14: 7-17

Pykett IL (1982) Kernspintomographie: Röntgenbilder ohne Röntgenstrahlen. Spektrum der Wissenschaft 7: 40-55

Pykett IL, Newhouse JH, Buonanno FS (1982) Principles of nuclear magnetic resonance imaging. Radiology 143: 157-168

Rödl W, Nebel G (1984) Die Kernspintomographie des Abdomens. In: Demling L (Hrsg) Klinische Gastroenterologie, Bd 1. Thieme, Stuttgart

Rödl W, Lutz H, Oppelt A (1983a) Die Kernspintomographie des Abdomens und des

Beckens. In: Wende S, Thelen M (Hrsg) Kernspintomographie in der Medizin. Springer, Berlin Heidelberg New York

Rödl W, Lutz H, Oppelt A (1983b) Nuclear magnetic resonance imaging in abdominal and pelvic disease – initial clinical experience in comparison with computed tomography and ultrasonography. Hepatogastroenterology 30: 37–41

Smith FW, Mallard JR, Reid A (1981) Nuclear magnetic resonance tomographic imaging in liver disease. Lancet I: 963–966

Steiner RE (1982) New imaging techniques: Their relation to conventional radiology. Br Med J 284: 1590

Steiner RE (1983) Klinische Ergebnisse der NMR-Diagnostik bei Lebererkrankungen. Vortrag auf dem Falk-Symposium Nr. 37, Basel, 30.09.–02.10. 1983

Young IR, Bailes DR, Burl M (1982) Initial clinical evaluation of a whole body nuclear magnetic resonance tomograph. Comput Assist Tomogr 6: 1–18

Zeitler E, Schuierer G, Oppelt A (1983) Erste Ergebnisse der Kernspintomographie bei Gefäßerkrankungen. In: Wende S, Thelen M (Hrsg) Kernspintomographie in der Medizin. Springer, Berlin Heidelberg New York

7. Diagnostik bei Thoraxtumoren

Ch. GEBHARDT

Die Wertigkeit der Computertomographie im Vergleich zur konventionellen Radiologie bei der Beurteilung von Lungen- und Ösophaguskarzinomen kann nicht global definiert werden.

Lungenkarzinom

Auch heute noch steht für die Diagnostik von Lungenkarzinomen die Röntgenaufnahme des Thorax in 2 Ebenen im Mittelpunkt. Diese Untersuchung wird ergänzt durch eine Durchleuchtung der Thoraxorgane und ggf. durch die lineare Tomographie. Periphere subpleural lokalisierte Tumoren oder Rundherde im Herzschatten oder Paravertebralraum können mit diesen konventionellen Methoden jedoch nicht sicher nachgewiesen werden, auch die Ausdehnung zentraler Karzinome zum Mediastinum hin und die mediastinale lymphogene Metastasierung lassen sich nur mit der Computertomographie annähernd exakt abschätzen.

Die Untersuchung von Müller et al. (1981) zeigt, daß bezüglich der Tumorsicherung und der Ausdehnung des Tumors zur Carina hin keine signifikanten Unterschiede zwischen konventioneller Radiologie und Computertomographie bestehen (Tabelle 7.1). Die Infiltration von Thoraxwand oder Zwerchfell

Tabelle 7.1. Vergleich der Effizienz von konventioneller Radilogie und CT bei der Beurteilung von Lungentumoren (n = 52). (Nach Müller et al. 1981)

Karzinomausdehnung	Richtiges Ergebnis (%)	
	Röntgen	CT
Abstand zur Carina < 2 cm	92	96
Infiltration von Thoraxwand oder Zwerchfell	73	94
Infiltration von Perikard oder mediastinalen Gefäßen	60	90
Bronchopulmonale Lymphknotenmetastasen	75	65
Tracheobronchiale Lymphknotenmetastasen	64	71

konnte dagegen mit dem CT in 94% gegenüber 73% der Fälle konventionell erfaßt werden. Ein noch größerer Unterschied von 90 zu 60% findet sich bei der Beurteilung der Tumorinfiltration von Perikard oder mediastinalen Gefäßen. Da das Einwachsen des Karzinoms in das Perikard oder in die größeren mediastinalen Gefäße Inoperabilität anzeigt, ist hier die Aussage des CT besonders wertvoll. Bezüglich der lymphogenen Metastasierung sind im Hilusbereich die üblichen konventionellen Methoden leicht überlegen, während im Mediastinum mit 71% etwas mehr richtige Ergebnisse mit Hilfe des CT erreicht werden.

Mediastinale Veränderungen

Die Vorteile der Computertomographie gegenüber konventionellen nichtinvasiven Röntgenuntersuchungen in der Diagnostik mediastinaler Veränderungen beruhen auf der überlagerungsfreien Darstellung der anatomischen und

Tabelle 7.2. Effizienz der CT bei der Beurteilung mediastinaler Lymphknotenmetastasen beim Lungenkarzinom

Mediastinoskopie oder Operation	Aussage der CT bei n Patienten			
	Richtig-positiv	Falsch-positiv	Richtig-negativ	Falsch-negativ
Bähren et al. 1982 (n = 40) N + = 19 N − = 21	19	2	19	0
Müller et al. 1981 (n = 52) N + = 21 N − = 31	18	12	19	3
Osborne et al. 1982 (n = 42) N + = 18 N − = 24	17	9	15	1
Vock et al. 1981 (n = 87) N + = 64 N − = 23	64	6	17	0
Gesamt 221	118 (53,4%) Positiver Prädiktivwert: 118/147 = 80,3%	29 (13,1%)	70 (31,7%) Negativer Prädiktivwert: 70/74 = 95,6%	4 (1,8%)

pathologischen Strukturen in der Querschnittsebene und einer wesentlich ver-
besserten Dichteauflösung. Bei der computertomographischen Frage nach
Metastasen eines Lungenkarzinoms im Mediastinum fand sich bei einer
Durchsicht von 4 Studien bei 85% (von n = 221) ein richtiges Ergebnis (Tabelle 7.2). Wichtig erscheint uns jedoch der relativ hohe Anteil falsch-positiver Aussagen
von 13,1% einerseits und der sehr niedrige Anteil falsch-negativer Befunde
von nur 1,8%. Die relativ hohe Quote falsch-positiver Resultate erscheint zur
Zeit fast unvermeidbar, weshalb präoperativ mediastinoskopische Abklärung
und histologische Sicherung notwendig bleiben. Da nach Gerhardt (1983) jedoch Lymphknoten von einer Größe von über 20 mm sicher als Metastasen
anzusprechen sind, ist zu diskutieren, ob in solchen Fällen bei kontralateralem
Sitz von einer chirurgisch inkurablen Situation auszugehen ist und damit auf
eine Thorakotomie verzichtet werden kann. Diese Frage erscheint wichtig, da
auch die explorative Thorakotomie im eigenen Krankengut mit einer Sterb-
lichkeit von 13% belastet ist.
Die geringe Anzahl falsch-negativer Befunde könnte Anlaß dazu sein, die präoperative Mediastinoskopie in diesen Fällen nicht durchzuführen, denn auch
dieses Untersuchungsverfahren ist mit einer Komplikationsrate von 1,4% und
einer Letalität von 0,14% belastet (Lackner 1980).

Solitäre Lungenrundherde

Die Dignität solitärer Lungenrundherde ist bei fehlenden Voraufnahmen immer schwer zu beurteilen. Trotzdem lassen sich hier mit der CT gewisse Hinweise finden, die jedoch sicherlich noch einer weiteren Überprüfung oder Ergänzung bedürfen. So sprechen hohe Dichtewerte über 100 HE, Verkalkungen
und eine zentrale Lokalisation des höchsten Dichtewertes für Benignität, während starke Dichteschwankungen, ein heterogener Tumoraufbau und periphere bzw. marginale Lokalisation des höchsten Dichtewertes eher für Malignität
sprechen (Scheid et al. 1981).

Ösophaguskarzinom

Die Diagnose eines Ösophaguskarzinoms wird mit dem Ösophagogramm und
der Endoskopie gestellt. Bezüglich der Tumorsicherung ist die CT zweitrangig.
So fand sich in über 10% histologisch gesicherter Fälle ein negativer Befund
im CT (Tabelle 7.3). Dies gilt besonders für Frühfälle und für Patienten, die
vorbestrahlt worden sind. Auch das Längenwachstum des Tumors wird mit

Tabelle 7.3. CT des Ösophaguskarzinoms

Autoren	Kein Tumornachweis
Crone-Münzenbrock et al. 1983	6 / 55 = 11%
Lackner et al. 1981	5 / 41 = 12%
Gesamt	11 / 96 = 11,5%

der CT regelmäßig geringfügig unterschätzt. Von besonderer Bedeutung ist dagegen die Aussagefähigkeit der CT bezüglich der Tumorausdehnung in das Mediastinum. Dabei kann nicht nur die Infiltration von Nachbarorganen, wie Lungenstiel, Herz oder Aorta, sondern auch die lymphogene Metastasierung erfaßt werden. Da für die computertomographische Bestimmung der Tumorausdehnung periösophageales mediastinales Fettgewebe notwendig ist, können Probleme bei hochgradig kachektischen Patienten auftreten.

Fortschritte gegenüber der CT hat in den vergangenen Monaten die Echoendoskopie gebracht, bei der ein hoch auflösender Schallkopf an der Spitze eines Endoskops in den Ösophagus eingeführt wird und bis zu einer Eindringtiefe von 6 cm eine zirkuläre Beurteilung des Mediastinums periösophageal erlaubt. Diese Methode hat ein sehr viel höheres Auflösungsvermögen als die CT, so daß Lymphknoten schon ab einem Durchmesser von 2–3 mm erkennbar sind (Heyder u. Lux, im Druck). Auch die Differenzierung eines Tumors von Trachea, Herz oder Gefäßen ist günstiger. Wird mit diesen Methoden ein positiver Lymphknotenmetastasennachweis nicht erbracht, stellt sich die Frage, ob unter onkologischen Gesichtspunkten eine blinde Ösophagusdissektion ohne Thorakotomie therapeutisch vertretbar ist, da mit dieser Methode niedrigere Komplikations- und Letalitätsraten zu erwarten sind.

Zusammenfassung

Folgende Konsequenzen aus CT und Ultraschallendoskopie sind zu diskutieren:
1) Berechtigt der Infiltrationsnachweis eines Lungentumors ins Perikard, in große mediastinale Gefäße oder bis an die Carina zum Verzicht auf die explorative Thorakotomie?
2) Bedeuten kontralaterale Lymphknoten im Mediastinum über 20 mm Durchmesser Inoperabilität beim Lungenkarzinom?
3) Kann beim Lungenkarzinom bei negativem mediastinalem Lymphknotennachweis auf eine Mediastinoskopie verzichtet werden?

4) Ist die Infiltration eines Ösophaguskarzinoms in Nachbarorgane als inoperable Situation anzusehen?

5) Ist bei fehlendem klinischem Nachweis von Lymphknotenmetastasen (NO) die mit einer niedrigeren Letalität einhergehende blinde Ösophagusdissektion ohne Thorakotomie onkologisch vertretbar?

Literatur

Bähren W, Sigmund G, Lenz M (1982) Wertigkeit der Computertomographie im Vergleich zu Mediastinoskopie und Probethorakotomie bei intrathorakalen Raumforderungen mit mediastinaler Beteiligung. Fortschr Geb Röntgenstr Nuklearmed Ergänzungsband 137: 269–274

Crone-Münzebrock W, Maas R, Gürtler KF, Brassow F (1983) Computertomographische Befunde beim Ösophagustumor. Fortschr Geb Röntgenstr Nuklearmed Ergänzungsband 136: 374–378

Gerhardt P (1983) Indikation und Leistungsfähigkeit der Computertomographie in der chirurgischen Diagnostik. Dtsch Ärztebl 80: 27–34

Heyder N, Lux G (im Druck) Ultraschall-Endoskopie (syn. Echoendoskopie, endoskopische Ultraschall-Tomographie). In: Husemann B (Hrsg) Illustrierte Synopsis der Ösophagustumoren. Pharmaz. Verlagsgesellschaft, München

Lackner K (1980) Mediastinum. In: Friedmann G, Bücheler E, Thurn P (Hrsg) Ganzkörpercomputertomographie. Thieme, Stuttgart New York

Lackner K, Weiand G, Köster O, Engel K (1981) Computertomographie bei Tumoren des Ösophagus und Magens. Fortschr Geb Röntgenstr Nuklearmed Ergänzungsband 134: 364–370

Müller HA, van Kaick G, Schaaf J, Lüllig H, Vogt-Moykopf I, Delphendahl A (1981) Präoperatives Staging des Bronchialkarzinoms: Wertigkeit der Computertomographie im Vergleich zur konventionellen Radiologie. Fortschr Geb Röntgenstr Nuklearmed Ergänzungsband 134: 601–607

Osborne DR, Korobkin M, Ravin CE et al. (1982) Comparison of plain radiography, conventional tomography, and computed tomography in detecting intrathoracic lymph node metastases from lung carcinoma. Radiology 142: 157–161

Scheid KF, Lissner J, Blaha H, Gebauer A (1981) Densitometrische Analyse pulmonaler Rundherde im Computertomogramm. Fortschr Geb Röntgenstr Nuklearmed Ergänzungsband 134: 357–363

Vock P, Haertel M (1981) Die Computertomographie zur Stadieneinteilung des Bronchuskarzinoms. Fortschr Geb Röntgenstr Nuklearmed Ergänzungsband 134: 131–135

8. Diagnostik bei Tumoren des Gastrointestinaltrakts

R. Ottenjann, E. Frimberger, H. Klann

In der onkologischen Diagnostik des Magen-Darm-Trakts hat die Endoskopie mit Biopsie und Polypektomie ihre beherrschende Position behauptet. Identifizierung und Lokalisation des Tumors und seine Artdiagnose obliegen weiterhin der gastroenterologischen Endoskopie; nur im Bereich des Dünndarms – jenseits der Flexura duodenojejunalis und proximal der letzten 30–50 cm des Ileums – ist die Röntgenuntersuchung (orthograder Dünndarmeinlauf nach Sellink oder retrograder Dünndarmeinlauf nach Frimberger et al. [1983]) die primäre diagnostische Methode, wenn nicht in wenigen bestimmten Fällen die intraoperative Enteroskopie vorgezogen wird (Bombeck 1975; Glynn et al. 1984). Eine gewisse Renaissance hat die Zytologie im Rahmen der ultraschall-

Tabelle 8.1. Validität (in %) der ultraschall-gezielten Feinnadelpunktion bei gastrointestinalen Malignomen

	Leber	Pankreas	Magen-Darm-Trakt
Sensitivität	95,3	85,7	93,8
Spezifität	97,3	98,2	100

Tabelle 8.2. Trefferquoten der endoskopischen Biopsie bei 261 Fällen von Magenkarzinom in Relation zur Häufigkeit der Untersuchungen

	Trefferquote	
	n	[%]
1. Biopsie	239	(91,6)
2. Biopsie	16	(93,9)
3. Biopsie	5	(98,1)
6. Biopsie	1	
Gesamt	261	(100)

gezielten perkutanen oder endoskopischen Feinnadelpunktion erfahren (Tabelle 8.1); sie kann sowohl den primären Wandprozeß, der zangenbioptisch nicht zu erfassen ist, identifizieren als auch metastasenverdächtige Befunde – insbesondere in der Leber – analysieren und somit zum Staging beitragen (Klann et al. 1983). Regionale oder andere Lymphknotenmetastasen gastrointestinaler Tumoren werden nur bei größerer Ausdehnung sonographisch erkannt und somit einer zytologischen Feinnadelpunktion zugänglich.

Diagnose des Magenkarzinoms

Das Karzinom des Magens bietet endoskopisch-bioptisch kaum Probleme, die Trefferquote bzw. die diagnostische Sensivität ist sehr hoch, sie erreicht bei der 1. Biopsie über 90% und kann bei wiederholter Biopsie verdächtiger Befunde auf nahezu 100% gesteigert werden (Tabelle 8.2).

Kardiakarzinom

Problematisch ist in manchen Fällen das Kardiakarzinom, das auch bei Ausbildung einer Stenose keineswegs immer makroskopisch auffällige Tumorformationen erkennen läßt, bioptisch immer wieder falsch-negative Befunde liefert und auch zytologisch nicht immer identifiziert werden kann (Abb. 8.1). Diese vornehmlich submukös wachsenden Kardiakarzinome lassen sich – wie erste Ergebnisse aufzeigen – vielleicht mit der in Entwicklung befindlichen endoskopischen Ultrasonographie (Lux et al. 1982; Strohm u. Classen 1983) und durch zusätzlich gezielte Feinnadelpunktion nachweisen und zytologisch klären, relevante Ergebnisse liegen aber noch nicht vor. Die Risiken einer adäquaten Operation der Kardiakarzinome und ihre schlechte Prognose lassen immer wieder, wenn sonographisch oder durch CT keine Lebermetastasen gefunden werden, eine präoperative Laparoskopie in Betracht ziehen, weil bei Nachweis oberflächennaher Lebermetastasen dem Patienten eine Operation erspart und die Stenose palliativ durch Laserkoagulation (Krasner u. Beard 1984) und endoskopische Plazierung eines Tubus behandelt werden kann.

Lebermetastasen bei Magenkarzinom

Ökonomisch gesehen ist die Ultrasonographie bezüglich des Nachweises von Lebermetastasen bei Karzinom im Korpus und Antrum des Magens von besonderer Bedeutung. Bei ausgedehntem Karzinom hilft der Nachweis hepati-

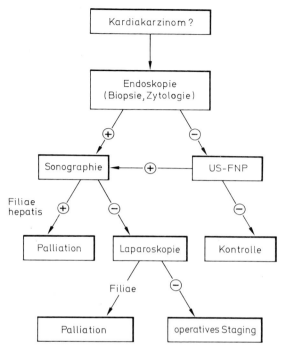

Abb. 8.1. Diagnostisches Vorgehen bei Verdacht auf Karzinom der Kardia (*US-FNP* ultraschall-gezielte Feinnadelpunktion)

Tabelle 8.3. Ergebnisse der ultraschall-gezielten Feinnadelpunktion mit zytologischer Untersuchung bei autoptisch-bioptisch oder durch den klinischen Verlauf gesicherten Malignomen der Leber (auch Filiae hepatis) bei 42 Patienten

Positiv	Verdächtig	Technisch unbrauchbar	Negativ
37 (88,1%)	3 (7,1%)	O	2 (4,8%)
	40 (95,2%)		

scher Absiedelungen – wenn nicht ausgeprägte Stenosen eine operative Palliation erzwingen – Operationsbelastungen vermeiden, v. a. bei älteren Patienten mit höherem Operationsrisiko. Die Feinnadelpunktion von verdächtigen Befunden in der Leber (Tabelle 8.3) erbringt Befunde von hoher Sensitivität und Spezifität (Klann et al. 1983). Wieweit die CT bei kombinierter intravenöser

Kontrastmittelinjektion einer wäßrigen Emulsion mit jodiertem Öl (EOE 13, „ethiodized oil emulsion") auch kleinere Lebermetastasen zuverlässig nachzuweisen vermag, bleibt abzuwarten (Vermess 1984).

Bei nichtstenosierendem Magen- oder Duodenumkarzinom, das nach der Ausdehnung operabel erscheint, ist die operative Klärung des Staging dem kostspieligen Einsatz des CT vorzuziehen.

Wandinfiltration des Magenkarzinoms

Erste Berichte über die präoperative Bestimmung der Ausdehnung der Wandinfiltration des Magenkarzinoms mit Hilfe der endoskopischen Ultrasonotomographie (Strohm u. Classen 1983) sind eher als euphemistisch zu bezeichnen. Ein endoskopisch auf Frühkarzinom verdächtiges Malignom sollte in jedem Fall der Operation zugeführt werden, weil nur so lokale Metastasen mit hinlänglicher Sicherheit auszuschließen sind oder entfernt werden können.

Dünndarmmalignom

Das Dünndarmmalignom jenseits der Flexura duodenojejunalis und proximal des terminalen Ileums oder ein entsprechender Verdachtsbefund erfordern eine Laparotomie mit Resektion des befallenen Dünndarmabschnitts, unabhängig von der intraoperativ zu ermittelnden Ausdehnung und Ausbreitung des Prozesses.

Kolorektales Karzinom

Bei kolorektalem Karzinom sind Endoskopie und Biopsie sowie Polypektomie für den Nachweis und die Artdiagnose des Karzinoms nach wie vor von entscheidender Bedeutung. In aller Regel erzwingt die Gefahr der mechanischen Passagebehinderung durch einen Tumor die operative Beseitigung des Hindernisses, unabhängig davon, ob die präoperative Diagnostik eine über den regionalen Bereich hinausgehende Ausbreitung des malignen Prozesses aufzeigen konnte (Abb. 8.2). Der präoperative Nachweis von Filiae hepatis durch Ultrasonographie oder CT und deren zytologische Sicherung durch Feinnadelpunktion kann es als sinnvoll erscheinen lassen, eine Erweiterung des operativen Eingriffs vorzunehmen und die Entfernung einer oder weniger Metastasen in die operative Planung einzubeziehen. Dieser Nachweis kann aber auch Anlaß sein – bei Berücksichtigung der Gesamtsituation – auf lokale

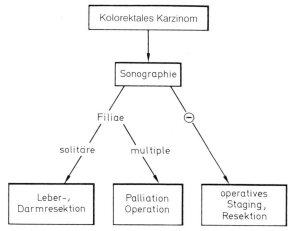

Abb. 8.2. Diagnostisches Vorgehen vor der Operation wegen eines kolorektalen Karzinoms

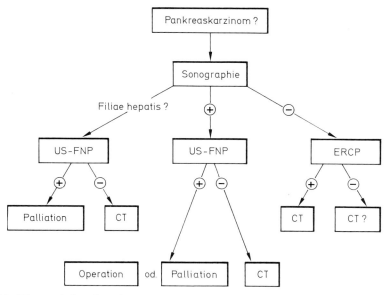

Abb. 8.3. Diagnostisches Vorgehen bei Verdacht auf Pankreaskarzinom (*US-FNP* ultraschall-gezielte Feinnadelpunktion, *ERCP* endoskopische retrograde Cholangiopankreatographie)

palliative Maßnahmen auszuweichen (lokale Abtragung, Laserkoagulation etc.). Bei Linitis plastica des Darmes, die insbesondere das Sigma (Morson u. Dawson 1979) betreffen kann und eine Abgrenzung gegenüber einer metastatischen Absiedelung eines extrakolischen Tumors erfordert, kann, wenn eine bioptische Klärung nicht gelingt, eine endoskopische oder perkutane ultraschall-gezielte Feinnadelpunktion mit zytologischer Untersuchung sinnvoll sein (Klann et al. 1983). Eine Resektion des Prozesses wird in aller Regel unabhängig von dieser Klärung aus mechanischen Gründen (Passagebehinderung) notwendig sein.

Kolorektales Anastomosenrezidiv

Besondere Probleme ergeben sich bezüglich des Nachweises von Rezidiven im Bereich von Anastomosen nach Darmresektion wegen eines Neoplasmas. Nicht selten erfolgt die Tumorausbreitung vornehmlich submukös und nicht in das Lumen hinein. Neue Möglichkeiten scheint die erstmals von uns erprobte koloskopische Sonographie zu bieten. Die verschiedenen Wandschichten weisen – wie beim Magen – unterschiedliche Echogenität auf, im Bereich von Anastomosen sind sie derangiert und z. T. verdickt. Tumorrezidive zeichnen sich durch auffällige Wandechogenität aus; durch gezielte Feinnadelpunktion während der Endoskopie läßt sich der sonographische Verdacht erhärten. Weitere Untersuchungen werden zeigen müssen, welcher Wert dieser Methode beizumessen ist.

Pankreaskarzinom

Die Treffsicherheit der Sonographie bei Pankreaskarzinom wird von verschiedenen Untersuchern mit 56–94% angegeben, die der CT soll bei 69 bis über 90% liegen (Braun et al. 1983). Grundsätzlich sind beide Verfahren komplementär, die Sonographie weist im Pankreaskopf, die CT im Pankreasschwanzbereich Vorteile auf (Braun et al. 1983). Wir führen (Abb. 8.3) grundsätzlich bei sonographischem Verdachtsbefund eine ultraschall-gezielte Feinnadelpunktion aus, die nach den von Klann et al. (1983) publizierten Ergebnissen eine Sensitivität von 85,7% und eine Spezifität von 98,2% bei autoptisch oder durch klinischen Verlauf gesichertem Pankreaskarzinom aufweist. Erst wenn die Zytologie versagt, wird bei entsprechendem Verdacht zunächst eine ERCP ausgeführt, deren Treffsicherheit beim Pankreaskarzinom mit 80–94% angegeben wird (Braun et al. 1983); die dabei nachgewiesenen Gangveränderungen sind aber, wie bekannt, nicht oder kaum pathognomonisch. Die CT erfolgt bei unserem diagnostischen Procedere an letzter Stelle und ist nur in wenigen Fällen erforderlich.

Zusammenfassung

Die CT gehört zu den neuen Methoden, die durch die Attraktion des Neuen und durch den Zwang zur Amortisation zur Nutzung verführt, gemäß der alten Erfahrung, daß neue Produkte neue Bedürfnisse wecken. So gesehen hat insbesondere die Sonographie mit der Möglichkeit der gezielten Feinnadelpunktion zur Verbesserung der onkologischen gastroenterologischen Diagnostik beigetragen und die diagnostische Aussage der Endoskopie komplementiert.

Literatur

Bombeck CT (1975) Intraoperative esophagoscopy, gastroscopy, colonoscopy and endoscopy of the small bowel. Surg Clin North Am 55: 135

Braun B, Günther R, Schwerk W (1983) Ultraschalldiagnostik, Lehrbuch und Atlas. Ecomed, Landsberg

Frimberger E, Kühner W, Eggemann R, Ottenjann R (1983) Koloskopischer Dünndarmeinlauf. Dtsch Med Wochenschr 108: 1546

Glynn MJ, Pendower J, Shousha S, Parkins RA (1984) Recurrent bleeding from idiopathic ulceration of small bowel. Br Med J I: 975

Klann H, Aldthaler A, Voeth C, Ottenjann R (1983) Perkutane, ultraschallgezielte Feinnadelpunktion (Leber, Pankreas und Darm) und ultraschallgezielte Pankreasgangpunktionen. Methodik und Ergebnisse. Dtsch Med Wochenschr 108: 1546

Krasner N, Beard J (1984) Laser irradiation of tumours of the oesophagus and gastric cardia. Br Med J I: 829

Lux G, Heyder N, Lutz H, Demling L (1982) Endoscopic ultrasonography – technique, orientation and diagnostic possibilities. Endoscopy 14: 220

Morson BC, Dawson IMP (1979) Gastrointestinal pathology. Blackwell, Oxford London Edinburgh Melbourne

Strohm WD, Classen M (1983) Endoskopisch-sonographische Diagnostik der Magenwand. Dtsch Med Wochenschr 108: 1425

Vermess M (1984) New contrast material improves detection of liver and spleen metastases. JAMA 251: 707

9. Bewertung bildgebender Verfahren bei urologischen Tumoren

H. FROHMÜLLER

Bildgebende Verfahren verschiedener Modalitäten haben in der Urologie traditionsgemäß einen hohen Stellenwert. Dies trifft v. a. auf die Diagnostik, Verlaufskontrolle und z. T. auch auf die Therapie urologischer Tumoren zu. Zum Zwecke einer Systematisierung erscheint es angebracht, die verschiedenen im urologischen Fachgebiet gebräuchlichen bildgebenden Methoden sukzessive einer Bewertung zu unterziehen, wobei die einzelnen Organe, soweit erforderlich, jeweils gesondert in diese Überlegungen einbezogen werden.

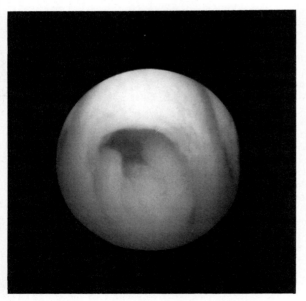

Abb. 9.1. Urethrographischer Befund von Urethralklappen. Die beiden wulstigen Harnröhrenklappen lassen sich unmittelbar distal des Colliculus seminalis eindeutig erkennen

Endoskopie

Die optische Endoskopie hat nach wie vor ihre Bedeutung bei tumorösen Erkrankungen der Blase und der Urethra. Die *Urethroskopie* und die *Zystoskopie* sind bisher jedem anderen bildgebenden Verfahren überlegen (Abb. 9.1 und 9.2). Sie sind daher bei klinischem oder röntgenologischem Verdacht auf einen Tumor im Bereich der Blase oder der Urethra absolut indiziert und dienen außerdem der Verlaufskontrolle sowie als transurethrale Resektion der endoskopisch-operativen Behandlung solcher Tumoren (Abb. 9.3).

In jüngster Zeit gelang es, mit der Entwicklung von *Ureterorenoskopen* die Barriere der Ureterostien zu überwinden und somit auf transurethralem Wege in den Harnleiter bis zum Nierenbecken vorzudringen. Ureter- und Nierenbekkentumoren, die sich bisher röntgenologisch z. T. nur schwer darstellen ließen, können auf diese Weise endoskopisch entdeckt und auch entfernt werden. Auf umgekehrtem Wege gelangt man in das Nierenhohlsystem mittels der *perkutanen Technik*. Nach Punktion des Nierenbeckenkelchsystems und Dilatation des Fistelgangs bis zu einem Durchmesser von etwa 24 Ch. läßt sich ein perkutanes *Nephroskop* einführen, das in Verbindung mit einem Niederdruck-

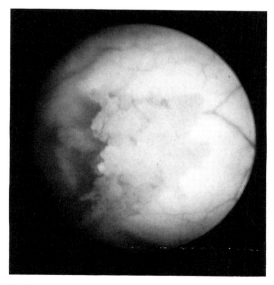

Abb. 9.2. Zystoskopischer Befund eines papillären Blasentumors. Die normal erscheinende Blasenschleimhaut mit der Gefäßzeichnung ist in der Umgebung des Tumors deutlich zu erkennen

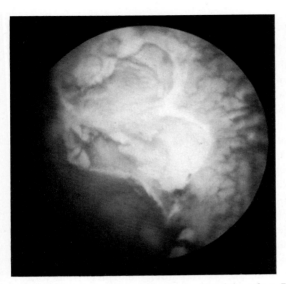

Abb. 9.3. Zustand nach transurethraler Resektion eines Blasentumors. Die Resektion wurde bis in die Muskularis vorgetragen. Die Resektionsränder sind gegenüber der gefäßinjizierten Mukosa deutlich zu erkennen. Am *rechten unteren Bildrand* ist ein Ureterkatheter zu erkennen, der in das Ureterostium eingeführt wurde. Die Resektion des Tumors reicht also bis nahe an das Ostium heran

irrigationssystem klare Sichtverhältnisse ermöglicht und unter Zuhilfenahme verschiedener Zusatzinstrumente intrarenale Manipulationen gestattet. *Intraoperativ* kommen bei Nierenoperationen schon seit längerer Zeit *Pyeloskope* zum Einsatz, die sich jedoch bisher wegen verschiedener technischer Probleme nicht generell haben durchsetzen können.

Ausscheidungsurographie

Unter den in der Urologie so außerordentlich wichtigen röntgenologischen Methoden kann sich die Ausscheidungsurographie mit ihren verschiedenen Variationen (Infusions-, Früh-, Belastungsurogramm) als Basisdiagnostikum gegenüber neueren Verfahren wie Sonographie und Computertomographie bisher gut behaupten. Dies hängt v. a. damit zusammen, daß sich mit diesem nur wenig invasiven Untersuchungsverfahren nicht nur morphologische Eindrücke, sondern auch Hinweise auf die funktionellen Verhältnisse des Harntrakts gewinnen lassen.

Retrograde Pyelographie

Der Indikationsbereich für die bereits 1906 in die urologische Diagnostik eingeführte retrograde Pyelographie wurde in den letzten Jahren immer mehr eingeschränkt. Heute stellen die Abklärung einer postrenalen Anurie sowie die Feststellung von Nierenbecken- und Uretertumoren praktisch die einzigen Indikationen für ein retrogrades Pyelogramm dar.

Arterio- und Venographie

Die *selektive Nierenarteriographie* hat seit Einführung der Computertomographie und der Sonographie ganz wesentlich an Bedeutung verloren, da die beiden letzteren Methoden eine ähnlich hohe Treffsicherheit haben und außerdem als nichtinvasive Verfahren gegenüber der Angiographie im Vorteil sind. Auch die Begeisterung für angiotherapeutische Maßnahmen, wie die Ballonokklusion der A. renalis und die Embolisierung von Nierentumoren, ist wieder im Abklingen begriffen.

Hauptindikation zur *Kavographie* ist die Suche nach einer tumorösen Kompression oder Infiltration bei Nierentumoren durch das Malignom selbst oder durch Lymphknotenmetastasen. Auch Tumorthromben lassen sich mit dieser Methode natürlich nachweisen.

Lymphographie

Die bis vor kurzem bei der Metastasendiagnostik – v. a. bei Hodentumoren – noch als obligatorisch angesehene Lymphographie hat die in sie gesetzten Erwartungen nicht erfüllt und wurde besonders durch das immer besser werdende Auflösungsvermögen der CT verdrängt. Myers (1980) sah sich bei der Beurteilung dieser Methode daher zu folgender Aussage veranlaßt: „Bei so vielen falsch-positiven und falsch-negativen Resultaten ist die Lymphographie ein nahezu völlig nutzloses diagnostisches Verfahren für den Urologen."

Szintigraphie

Die Szintigraphie ist insbesondere bei der Frühdiagnose von Skelettmetastasen des Prostatakarzinoms von Bedeutung. Die Knochenherde zeichnen sich durch eine hohe Speicherung der osteotropen Radiopharmaka aus und lassen sich daher szintigraphisch i. allg. viel früher als röntgenologisch nachweisen.

Der Wert dieser Methode aufgrund der hohen Sensitivität wird jedoch gemindert durch die fehlende Spezifität. Da sowohl falsch-negative (bei diffusen osteoplastischen Veränderungen) als auch falsch-positive Befunde (durch entzündliche, degenerative oder traumatische Knochenläsionen) vorkommen, ist es notwendig, pathologische Szintigramme stets mit den klinischen, röntgenologischen und Laborbefunden zu korrelieren.

Computertomographie

Die CT hat, ebenso wie in anderen medizinischen Disziplinen, auch in der urologischen Onkologie innerhalb weniger Jahre einen hohen Stellenwert erlangt, wobei die besonderen Vorteile dieses nichtinvasiven Verfahrens das hohe Auflösungsvermögen, die Möglichkeit der Gewebedichtemessung und die Erfassung funktioneller Abläufe durch intravenöse Kontrastmittelgabe sind. Allerdings ist der Kostenfaktor nicht zu vernachlässigen, und es ist zu bedenken, daß eine Strahlenbelastung wie bei allen röntgenologischen Verfahren gegeben ist. Selbstverständlich sollte der CT-Diagnostik stets die Ausscheidungsurographie als Basisdiagnostikum vorausgehen und nicht umgekehrt, wie es in der Praxis leider gelegentlich zu beobachten ist.

Bei der Differentialdiagnose von *renalen Raumforderungen* hat, wie bereits erwähnt, die CT die Nierenangiographie weitgehend verdrängt. Die CT-Sensitivität beim Nachweis hypernephroider Nierenkarzinome beträgt 88-95%, bei Nierenzysten beinahe 100%. *Nebennierentumoren* sind computertomographisch oft schwer von invasiv wachsenden hypernephroiden Karzinomen des kranialen Nierenpols abzugrenzen.

Bei *Prostata-, Blasen- und Hodentumoren* liegt die Bedeutung der CT nicht in der Primärdiagnose des Tumors, sondern in der Erfassung der N- und M-Kategorien sowie der Verlaufskontrolle. Lediglich beim Blasentumor läßt sich die Methode bis zu einem gewissen Grad zum präoperativen Staging der T-Kategorie einsetzen, ist jedoch nicht imstande, die Infiltrationstiefe in der Blasenwand zu erkennen. Nur wenn der Tumor über die Blasenwand hinauswächst, ist dies durch CT zu erfassen.

Beim *Lymphknotenstaging,* das besonders bei Hodentumoren eine große Rolle spielt, ist eine Lymphknotengröße von 0,2-2 cm Voraussetzung für den CT-Nachweis. Normal große metastatisch befallene Lymphknoten oder gar Mikrometastasen können mit der CT somit nicht entdeckt werden.

Sonographie

Die Sonographie hat sich in den letzten Jahren in der urologischen Tumordiagnostik einen festen und anerkannten Platz erworben. Als Screeningverfahren wird sie in der Praxis zum Teil, v. a. in der Pädiatrie, schon vor der Röntgendiagnostik eingesetzt. Zu der raschen Akzeptanz dieser Methode haben die fehlende Strahlenexposition, das hohe Aussagevermögen mit Hilfe der neuen Geräte und die günstige Kosten-Nutzen-Relation beigetragen.

Nierenparenchymtumoren ab 2 cm Durchmesser lassen sich sonographisch mit einer Treffsicherheit von 90–95% diagnostizieren, *Nierenzysten* mit einer solchen von 97–98%. Sonographie und CT lassen sich somit bei der Abklärung von renalen Raumforderungen vorteilhaft komplementär einsetzen.

Bei *Hodentumoren* wird die Sonographie zur Beurteilung der T-Kategorie nur dann benötigt, wenn gleichzeitig eine Hydro- oder Spermatozele oder eine Epididymitis vorliegen. Ihr Wert liegt jedoch in der Klassifizierung der N-Kategorien. Ebenso wie bei der CT ist auch bei der Sonographie eine Mindestgröße der Lymphknoten von 0,5–2 cm Voraussetzung für deren Erkennung.

Die sonographische Diagnostik des *Prostata-* und des *Blasenkarzinoms* ließ sich durch die Einführung der transrektalen und der transurethralen Sonographietechnik wesentlich verbessern. Dabei zeigte es sich, daß die transurethrale

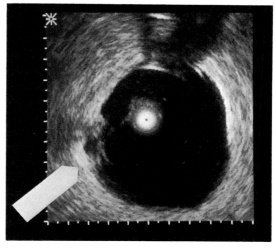

Abb. 9.4. Transurethrale Sonographie. Etwa im Zentrum der Blase ist die Ultraschallsonde mit dem Schallkopf zu erkennen. Der *Pfeil* weist auf einen Tumor an der rechten Blasenwand hin

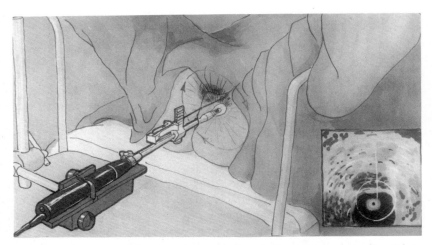

Abb. 9.5. Perkutane Punktion der Prostata mit ultraschallgesteuertem perinealem Punktionsgerät, in das eine Punktionsnadel (TruCut-Nadel) eingespannt ist. Das eingeblendete Bild zeigt den sonographischen Befund

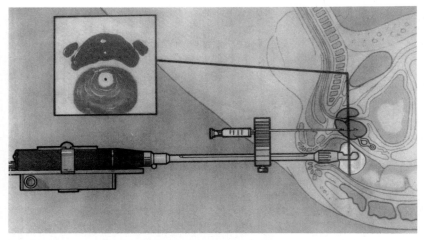

Abb. 9.6. Ultraschallgesteuerte perkutane Punktion der Prostata: exakte Führung der Punktionsnadel. Das eingeblendete Bild zeigt den sonographischen Befund

Technik besonders für das Staging von Blasentumoren geeignet ist (Abb. 9.4), während die transrektale Methode v. a. Informationen über die Ausdehnung eines Prostatakarzinoms liefert. Eine dänische Arbeitsgruppe entwickelte außerdem eine Methode zur ultraschallgesteuerten transperinealen Nadelbiopsie der Prostata, um die Zielgenauigkeit dieser Biopsiemethode zu verbessern (Abb. 9.5 und 9.6). Mit Hilfe der transrektalen Sonographie ist ferner eine prä- und postoperative Volumenbestimmung der Prostata möglich, mit der sich die Ergebnisse einer transurethralen Prostataresektion oder einer suprapubischen oder retropubischen Adenomenukleation überprüfen lassen.

Kernspintomographie

Die Kernspintomographie wird als neues bildgebendes Verfahren in Zukunft sicher auch in der urologischen Tumordiagnostik an Bedeutung gewinnen. Inwieweit sich mit diesem NMR-Imaging bessere Ergebnisse als mit der CT erzielen lassen, bleibt abzuwarten. Die Forschung auf diesem Gebiet hat erst begonnen (vgl. Kap. 6).

Literatur

Frohmüller H (1983) Transurethrale und transrektale Sonographie zur Beurteilung von Harnblasen- und Prostataerkrankungen. Med Klin 78: 384–387
Hohenfellner R, Zingg EJ (1982) Urologie in Klinik und Praxis, Bd 1. Diagnostik, Entzündungen, Tumoren. Thieme, Stuttgart New York
Javadpour N (1983) Principles and management of urologic cancer, 2nd ed. Williams & Wilkins, Baltimore London
Myers RP (1980) Book review of „Principles and management of urologic cancer", edited by Javadpour N. Mayo Clin Proc 55: 61
Reindl P (1984) Sonographie der Prostata. Springer, Berlin Heidelberg New York Tokyo

10. Bildgebende Verfahren bei gynäkologischen Tumoren

G. KINDERMANN, F. CHRIST

Die traditionellen bildgebenden Verfahren und ihre Stellung bei onkologischen Problemen im Bereich der Gynäkologie sollen hier nicht behandelt werden. Laparoskopie, Zystoskopie, Rektoskopie und Koloskopie gelten als etablierte Untersuchungsverfahren, die in der Diagnostik von Ovarialtumoren, Zervixkarzinomen und Endometriumkrebs zum allgemein anerkannten prätherapeutischen Repertoire (und auch Staging) ebenso gehören wie zur Tumornachsorge und Überprüfung des Therapieerfolges bzw. unerwünschter Nebenwirkungen der Behandlung (bei Operation und/oder Bestrahlung). In der aktuellen Diskussion stehen Sonographie, Computertomographie und Kernspintomographie hinsichtlich eines weiteren Gewinnes bei der prätherapeutischen Diagnostik und beim prätherapeutischen Staging gynäkologischer Tumoren.

Sonographie

Die Sonographie ist trotz unbestreitbarer technischer Verbesserungen derzeit bei den *Tumoren des unteren Genitaltraktes* (Vulva, Scheide und Cervix uteri) ohne klinische Relevanz (Hackelöer u. Hansmann 1984). Es gibt allerdings hier experimentelle Ansätze, ähnlich wie in der Urologie oder Hals-, Nasen-Ohrenheilkunde beschrieben, Sonden für das Innere des Uterus zu entwikkeln. Für die klinische Praxis ist dies noch nicht verwertbar.

Der Wert der Sonographie für die Diagnostik *intraabdominaler Tumoren* ist unbezweifelbar. Hier liegen vergleichende Untersuchungen zu klinischem Befund und Histologie vor (Hackelöer u. Hansmann 1984; Meyenburg, im Druck). In der Bewertung sollten deutschsprachige und ausländische Arbeiten berücksichtigt werden, die durch Laparotomie und Histologie bestätigt wurden. Unter ihnen ist auch eine eigene Studie von Mitarbeitern der Berliner Klinik (Meyenburg, im Druck). Die diagnostische Treffsicherheit liegt zwischen 54 und 86% (Meyenburg, im Druck). Was bedeutet das? Die Vorgabe war eine richtige Voraussage von Organzugehörigkeit, Konsistenz (zystisch und solide) und Dignität des Tumors. Analysiert man die Ergebnisse, ergibt sich, daß das letztgenannte Kriterium am unbefriedigendsten zu lösen war – verständlicherweise, da es sich bei der Sonographie um eine makroskopische morphologische Methode ohne mikroskopische, histologische Dimension handelt! Welche klinischen Konsequenzen sind derzeit aus der weit verbreiteten Anwendung der Sonographie bei Tumoren von Eierstock oder Corpus uteri zu ziehen? Das Verfahren kann ein erheblicher diagnostischer Zugewinn sein. Es ist aber keine Methode, mit der man ausreichend sichere Aussagen über den Ursprungsort des Tumors, das betroffene Organ und die Dignität erhält. Entscheidende klinische Weichenstellungen, insbesondere die Therapieplanung, sind damit nicht zu verantworten. Denn die Dignität konnte in diesen Untersuchungen für nicht einmal 50% der Fälle verläßlich vorherbestimmt werden.

Computertomographie

Der Anwendungsbereich der CT in der gynäkologischen Onkologie ist nicht annähernd so groß wie der der Sonographie (Breit u. Rohde 1979). Es liegen einige Untersuchungen jedoch vor, die das Zervixkarzinom (Christ et al. 1983) und Ovarialtumoren (Lochner et al. 1982) betreffen. Die Artdiagnose war bei gutartigen Tumoren des *Eierstocks* in 80% der Fälle richtig erfolgt, bei bösartigen Tumoren dagegen nur in 60%. Ein tumorspezifisches CT-Bild konnte für die untersuchten Ovarialtumoren genausowenig wie bei der Sonographie ermittelt werden (Lochner et al. 1982). Weiterhin erwies sich für das präoperative Staging bei malignen Ovarialtumoren die Methode als zu ungenau, da kleinere Metastasen nicht wahrnehmbar waren („understaging").

Beim *Zervixkarzinom* sollte die Vorhersage–Genauigkeit der Ausdehnung des Tumors außerhalb des Entstehungsortes der Zervix, also die Infiltration in das umgebende Haltegewebe (Parametrium) und der Befall der Beckenlymphknoten geprüft werden. Eine Übereinstimmung von klinischem Befund und CT-Befund resultierte dabei in 76% der Fälle; eine Übereinstimmung zwischen dem CT- und dem histologischen Befund des Operationspräparates (Krebsoperation nach Wertheim) dagegen ergab sich nur in 57% (Christ et al. 1983). Unsere klinische Folgerung beim operablen Zervixkrebs war: Aufgabe der Methode als routinemäßige präoperative Untersuchung, weil zu aufwendig bei ungenügender Verbindlichkeit für die Operationsplanung. Beim inoperablen Zervixkarzinom jedoch kann der CT-Befund für die radiotherapeutische Planung herangezogen werden, insbesondere für den Bereich der paraaortalen Lymphknotenstationen, bei denen (nicht nach eigenen Untersuchungen, aber nach Berichten der Literatur) die Treffsicherheit des CT-Befundes besser sein soll als im Bereich der iliakalen Beckenlymphknoten.

Kernspintomographie

Die Kernspintomographie als neuestes Verfahren liefert derzeit nach unserer
Kenntnis noch keine Untersuchungsergebnisse über Tumoren gynäkologischer Organe. Ihre Bewertung für derartige Aufgaben muß abgewartet werden.

Literatur

Breit A, Rohde U (1979) Computertomographie in der Gynäkologie. Med Klin 74: 1881
Christ F, Claussen CD, Brandt H (1983) Die Wertigkeit der Computertomographie bei
    der präoperativen Diagnostik des Zervixkarzinoms. Arch Gynecol 235: 146
Hackelöer BJ, Hansmann M (1984) Ultraschall in der Gynäkologie. Dtsch Ärztebl 9:
    612
Lochner B, Claussen CD, Christ F, Brandt H (1982) Computertomografische Diagno-
    stik von Ovarialtumoren. Strahlentherapie 158: 659
Meyenburg M (1984) Wert der Ultraschalldiagnostik in der Gynäkologie. In: Lutz H,
    Reichel, L (Hrsg) Ultraschall-Diagnostik 1983. Thieme, Stuttgart

Teil II
Bewertung diagnostischer Verfahren

11. Statistische Grundlagen I

N. Victor

Einleitung

Es erscheint sinnvoll, in Grundlagenreferaten die Problematik allgemein zu behandeln und spezielle Probleme bildgebender Verfahren in der Onkologie bzw. bei bestimmten Organen unberücksichtigt zu lassen. Zunächst sollen die Bedeutung des Bayes-Theorems für die Bewertung diagnostischer Verfahren und die Basiskonzepte der Entscheidungstheorie dargestellt werden. Die entscheidungstheoretischen Ansätze werden von Jesdinsky weiter entwickelt (s. folgenden Beitrag, S. 80). Ziel ist nicht, möglichst viele Bewertungsmethoden vorzustellen, sondern das Grundprinzip jeder Bewertung in der Diagnostik zu verdeutlichen. Zwei Punkte sollen v. a. herausgearbeitet werden:
- die Bedeutung des sog. prädiktiven Wertes für eine Beurteilung,
- die Möglichkeit einer optimalen „Justierung" diagnostischer Verfahren durch sachadäquate Gewichtung der Fehlerarten.

Daneben soll versucht werden, einen Weg durch die leider gegebene Bezeichnungsvielfalt zu weisen, um Fehlschlüsse aufgrund unterschiedlicher Bezeichnungsweisen oder aufgrund der Benutzung gleicher Bezeichnungen in unterschiedlichem Sinne zu vermeiden.

Die rechnerischen Zusammenhänge, die den erstgenannten Punkt ausmachen, sind einfach. Die sich daraus ergebende Bedeutung des prädiktiven Wertes wurde auch in der medizinischen Literatur bereits häufig behandelt, z. B. im Buch von Wulff (1976) und in den Arbeiten von Vecchio (1966), Sackett (1978) und Köbberling (1982) sowie Habbema u. van Oortmarssen (1982). Dennoch werden auch heute noch die Hinweise in diesen Arbeiten bei der Bewertung diagnostischer Verfahren meist nicht berücksichtigt. Daraus ergibt sich die Berechtigung für dieses Referat, das lediglich Altbekanntes in einer neuen - hoffentlich verständlichen - Darstellung bringen kann.

Problemstellung Notation

Da nur grundlegende Prinzipien dargestellt werden sollen, ist es sinnvoll, wei-
testmöglich zu vereinfachen; sinnvoll erscheint auch eine Festlegung des
Sprachgebrauchs. Wenn ich im folgenden von Krankheit spreche, meine ich
nicht den allgemeinen Krankheitsbegriff (Kranksein als Gegensatz zum Ge-
sundsein), sondern eine umschriebene Krankheitseinheit, so verwende ich
auch die Bezeichnung NK (und die Sprechweise *nichtkrank*) im Sinne von
„Krankheitseinheit K liegt nicht vor". Verwechslungen wie sie so häufig durch
die Benutzung dieses Wortes in unterschiedlicher Bedeutung hervorgerufen
wurden (vgl. Sadegh-Zadeh 1977) sind hier nicht zu befürchten. Ich gehe davon aus, daß die Aussagekraft eines Verfahrens T (alleine) für die Diagnose einer Krankheitseinheit K zu bewerten ist; T werde ich oft Test nennen, ohne
daß die Aussagen auf Labortests beschränkt werden sollen. Es sei nur zu ent-
scheiden, ob die Krankheit K vorliegt oder ob (genau diese) Krankheit nicht
vorliegt. Weiterhin habe das diagnostische Verfahren T nur 2 mögliche Resultate:

$$T+ \ (\triangleq \text{Test positiv}) \text{ und } T- \ (\triangleq \text{Test negativ}).$$

Wir gehen also von einem dichotomen Diagnoseproblem und einem Verfahren mit dichotomem Resultat aus.
Verallgemeinerungen wie Berücksichtigung von mehreren Diagnosen, von
Verfahren mit quantitativen Resultaten und von mehreren Verfahren gleichzeitig sind möglich und meist einfach. Auch ist meist nicht die Bewertung eines
Verfahrens für sich alleine betrachtet von Interesse, sondern der Informationsgewinn durch ein Verfahren – zusätzlich zu vorangegangenen Untersuchungen – ist zu bewerten. Ich kann die Komplikationen, die sich hierdurch ergeben, im Rahmen dieses Referates nicht behandeln, werde an wichtigen Stellen
jedoch auf die Notwendigkeit der Berücksichtigung dieser Tatsache hinweisen.
Die Bewertung eines diagnostischen Verfahrens (bezüglich K) setzt voraus,
daß K auch ohne T eindeutig diagnostizierbar ist, sei auch der Aufwand hierfür im klinischen Routinebetrieb unvertretbar oder sei die Diagnose nur durch
Verlaufsbeobachtung, d. h. nicht zum aktuellen Zeitpunkt, möglich. Konkret
bedeutet dies: für die Beurteilung muß eine objektivierte Stichprobe vorliegen
und demnach muß für eine valide Beurteilung der zusätzliche Aufwand einer
von T unabhängigen Diagnostik (für eine Stichprobe) in Kauf genommen werden. Eine objektivierte Stichprobe besteht aus den Resultaten von n Fällen,
wobei für jeden Fall sowohl das Ergebnis des Tests T (T+ oder T−) als auch
die Diagnose K bzw. NK – durch unabhängige Maßnahmen ermittelt – gegeben sind. Alle Fälle dieser Stichprobe lassen sich nach den 4 möglichen Ergeb-

niskombinationen in 4 Gruppen einteilen, und die Gesamtinformation der Stichprobe kann durch eine Vierfeldertafel mit den Häufigkeiten dieser 4 Ergebniskombinationen angegeben werden. Die Summe dieser Häufigkeiten n_a, n_b, n_c, n_d ergibt selbstverständlich n; $n_a + n_b$ ist die Anzahl der Kranken, $n_c + n_d$ ist die Anzahl der Nichtkranken, $n_a + n_c$ ist die Häufigkeit positiver Testergebnisse und $n_b + n_d$ die Häufigkeit negativer Testergebnisse. Diese Vierfeldertafel bzw. die daraus berechneten Prozentangaben bilden die Grundlage jeder Bewertung; Abb. 11.1 soll das im folgenden stets beibehaltene Einteilungsschema erläutern.

Bedingte Wahrscheinlichkeiten im Diagnostikprozeß

Es ist eine Tatsache, daß die ärztliche Diagnose meist einen probabilistischen Charakter hat; Verfahren mit absoluter diagnostischer Sicherheit sind selten, besonders im internistischen Bereich. Bewertungen diagnostischer Verfahren

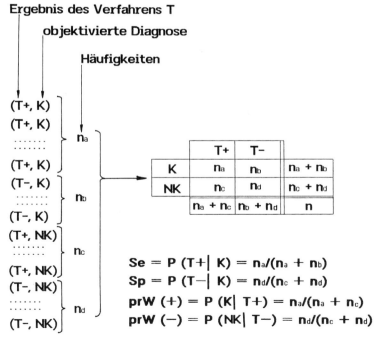

	T+	T−	
K	n_a	n_b	$n_a + n_b$
NK	n_c	n_d	$n_c + n_d$
	$n_a + n_c$	$n_b + n_d$	n

$$Se = P(T+ \mid K) = n_a/(n_a + n_b)$$
$$Sp = P(T− \mid K) = n_d/(n_c + n_d)$$
$$prW(+) = P(K \mid T+) = n_a/(n_a + n_c)$$
$$prW(−) = P(NK \mid T−) = n_d/(n_c + n_d)$$

Abb. 11.1. Vierfelderschema zur Darstellung der Ergebnisse einer objektivierten Stichprobe (*Se* Sensitivität, *Sp* Spezifität, *prW* prädiktiver Wert; s. auch Text)

sind daher nötig und solange sinnvoll wie eine Restunsicherheit bei der Diagnosestellung aufgrund der Ergebnisse dieser Verfahren verbleibt. Das geeignete mathematische Instrument zur Durchführung dieser Bewertung ist deshalb die Wahrscheinlichkeitsrechnung.

Ich umgehe eine Diskussion der verschiedenen Auffassungen des Wahrscheinlichkeitsbegriffs, indem ich den sog. frequentistischen Wahrscheinlichkeitsbegriff als für unsere Zwecke ausreichend hinstelle: die Wahrscheinlichkeit P(K) ist demnach der Anteil (der Prozentsatz), mit dem ich bei häufig wiederholter Feststellung, ob eine zufällig aus einer vorgegebenen Grundgesamtheit (Population) herausgegriffene Person die Krankheit K hat, das Ereignis „K liegt vor" beobachte; P(T+) ist der Prozentsatz, für den der Test T in der gleichen Grundgesamtheit ein positives Resultat erbringt etc. Wahrscheinlichkeitsaussagen in der Diagnostik beziehen sich also stets auf eine genau festgelegte Population. P(K), P(T+) etc. sind *unbedingte Wahrscheinlichkeiten*, d. h. Wahrscheinlichkeiten ohne Berücksichtigung von Vorwissen; sie werden deshalb auch *A-priori-Wahrscheinlichkeiten* genannt; in Morbiditätsstatistiken heißt P(K) auch *Prävalenz* von K in der vorgegebenen Population.

Bei der Bewertung diagnostischer Verfahren müssen wir aus 2 (oder mehr) Einzelereignissen konstruierte Ereignisse betrachten, z. B. bedeutet „K und T+": K liegt vor *und* (gleichzeitig) ergibt T ein positives Resultat. Die uns interessierenden 4 aus K und T konstruierbaren Ereignisse entsprechen je einer Zelle der Vierfeldertafel aus Abb. 11.1, die wir immer in der dort vorgegebenen Anordnung benutzen werden, gleich ob wir Häufigkeiten, Prozentsätze oder

	T+	T−	
K	P(K und T+)	P(K und T−)	P(K)
NK	P(NK und T+)	P(NK und T−)	P(NK)
	P(T+)	P(T−)	1,0 bzw. 100%

	T+	T−	
K	15	35	50
NK	15	35	50
	30	70	100%

Abb. 11.2. Anordnung der Wahrscheinlichkeiten zusammengesetzter Ereignisse und Beispiel einer Vierfeldertafel für unabhängige Ereignisse

Wahrscheinlichkeiten der entsprechenden Ereignisse angeben. Der linke Teil von Abb. 11.2 gibt diese Anordnung nochmals, explizit für unsere Ereignisse wieder.

Die beiden Ereignisse K, T+ heißen *unabhängig*, falls

$$P(K \text{ und } T+) = P(K) \times P(T+), \tag{1}$$

d. h. die Wahrscheinlichkeit des gleichzeitigen Eintretens zweier Ereignisse ergibt sich als Produkt der Wahrscheinlichkeiten für diese beiden Ereignisse. Rechts in Abb. 11.2 ist als Beispiel für Unabhängigkeit von Krankheit und diagnostischem Verfahren eine Vierfeldertafel mit entsprechend gewählten Wahrscheinlichkeiten (als Prozentsätze) dargestellt: Für jede der 4 Mittelfelder gilt die Produktformel (Gl. 1) analog. Das Beispiel macht auch deutlich, daß die Festlegung des Unabhängigkeitsbegriffs sinnvoll gewählt ist: Sowohl spalten- als zeilenweise entsprechen die Zahlenverhältnisse sich vollkommen, d. h. der Anteil positiver Testergebnisse ist für Kranke gleich dem für Nichtkranke etc.

Als *bedingte Wahrscheinlichkeit* $P(K|T+)$ (dies ist die Wahrscheinlichkeit K zu beobachten, wenn das Vorwissen „*T ist positiv*"vorliegt; deshalb auch *A-posteriori-Wahrscheinlichkeit* genannt) definiert man:

$$P(K|T+) = \frac{P(K \text{ und } T+)}{P(T+)}; \tag{2}$$

der senkrechte Strich steht für „*unter der Bedingung*".
Die Auflösung dieser Formel für unabhängige Ereignisse K und T+ belegt, daß auch diese Festlegung sinnvoll ist; ersetzt man $P(K \text{ und } T+)$ in Gl. 2 durch das Produkt auf der rechten Seite von Gl. 1, läßt sich $P(T+)$ wegkürzen, und es ergibt sich $P(K|T+) = P(K)$, d. h. die Wahrscheinlichkeit für K verändert sich durch das Wissen über das Resultat von T nicht; ein positives Testergebnis liefert keine Information bezüglich der Krankheit K.
Die Änderung von $P(K|T+)$ bzw. $P(K|T-)$ gegenüber $P(K)$ gibt den Gewinn an Information über K durch die diagnostische Maßnahme T an, und unser Bewertungsproblem ist mit der Ermittlung dieses Gewinns eng verknüpft; die Differenzen $P(K|T+) - P(K)$ bzw. $P(K|T-) - P(K)$ sind ein Maß für die Aussagekraft des diagnostischen Verfahrens für sich alleine. Diagnostische Maßnahmen sind so zu wählen, daß durch sie die Wahrscheinlichkeit für eine Krankheit möglichst stark zu- oder abnimmt. Abbildung 11.3 gibt ein Zahlenbeispiel: aus einer A-priori-Wahrscheinlichkeit für K von 0,1 ergibt sich nach Durchführung des Tests T bei positivem Resultat eine A-posteriori-Wahrscheinlichkeit von 0,6; bei negativem Testresultat läßt sich K bereits mit recht guter Sicherheit als Diagnose ausschließen $[P(K|T-) = 0,012]$. Falls wir eine Tabelle nach Abb. 11.3 aufgrund einer Stichprobe aus der aktuellen Grundge-

	T+	T−	
K	9	1	10
NK	6	84	90
	15	85	100

$$P(K) = 0.1 \ (10\%)$$

$$P(K|T+) = \frac{0.09}{0.15} = 0.6 \quad (60\%)$$

$$P(K|T-) = \frac{0.01}{0.85} \approx 0.012 \ (1.2\%)$$

Abb. 11.3. Beispiel zur Bestimmung der A-posteriori-Wahrscheinlichkeit bei Berücksichtigung eines diagnostischen Verfahrens T

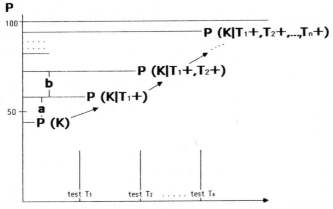

Abb. 11.4. Modell des Diagnostikprozesses a = Informationsgewinn durch Test T 1, b = Informationsgewinn durch Test T 2 zusätzlich zu Test T 1

samtheit ($\triangleq$ Population, in welcher der Test routinemäßig eingesetzt werden soll, meist *unselektierte Population* genannt) erstellen, enthält sie alle zur Bewertung der Aussagekraft des Tests (bzw. K) nötige Information: $P(K|T+)$ und $P(NK|T-)$ geben die Prozentsätze richtiger Entscheidungen, $P(K|T-)$ und $P(NK|T+)$ die Fehlerhäufigkeit bei einer Diagnosestellung aufgrund von T allein an.

Als wahrscheinlichkeitstheoretisches Modell für den gesamten Diagnostikprozeß wäre eine Folge von bedingten Wahrscheinlichkeiten anzusetzen, ausgehend von der A-priori-Wahrscheinlichkeit, wobei bei jedem Schritt das Ergebnis einer zusätzlichen diagnostischen Maßnahme in die Bedingungsklausel aufzunehmen ist. Die Folge der diagnostischen Maßnahmen $T_1, T_2, T_3, \ldots$ ist so zu wählen, daß die Wahrscheinlichkeit für die Krankheit K, falls sie vorliegt, möglichst rasch anwächst und möglichst rasch abfällt, falls sie nicht vorliegt. Die diagnostischen Maßnahmen werden so lange fortgesetzt bis die bedingte Wahrscheinlichkeit für eine Diagnose hinreichend hoch ist (Diagnosesicherheit). Abbildung 11.4 stellt diesen Prozeß schematisch dar; wir wollen hier diesen Gedanken nicht weiter verfolgen, da wir uns auf die Bewertung der Aussagekraft eines Tests alleine beschränkt haben, d. h. wir betrachten nur den ersten Schritt dieses Prozesses (für jeden Test getrennt). Bei der Beurteilung diagnostischer Maßnahmen in der Praxis muß selbstverständlich die Stellung dieser Maßnahmen im Rahmen des Gesamtdiagnostikprozesses berücksichtigt werden, da der Informationsgewinn durch die Maßnahme davon abhängt, ob sie zu Beginn des Diagnostikvorgangs oder erst nach Vorliegen einer Reihe anderer Testergebnisse durchgeführt wurde; der diagnostische Wert der gleichen Maßnahme kann demnach – abhängig von Einsatzpunkten – verschieden sein.

Die Bedeutung des Satzes von Bayes für die Diagnostik

Bei der nosologischen Beschreibung von Krankheiten geht die Blickrichtung naturgemäß von der Krankheit zum Symptom: die Krankheitsentität wird durch Symptome (S), außerhalb der Norm zu erwartende Laborwerte (T) u. ä. (durch das *Krankheitsbild*) definiert. Die Blickrichtung ist: K→S, T. Diese nosologische Blickrichtung entspricht der traditionellen Auffassung von der Krankheit als einer abgrenzbaren, in sich verkoppelten Disregulation des menschlichen Organismus als Ganzes: der Morbus als auf den gesamten Menschen bezogene Einheit, die nicht komponentenweise zerlegt werden darf oder – wie Gross (1977) es definiert – als eine Gruppe in sich gleichartiger abnormer Erscheinungen von einheitlicher Ursache (von anderen abgrenzbar).

Eine Diagnose ist die Benennung der vermuteten Krankheitseinheit im konkreten Einzelfall. Die Blickrichtung beim Diagnostikprozeß ist derjenigen in der Nosologie genau entgegengesetzt: der Arzt befragt zuerst den Patienten, beobachtet Symptome, führt diagnostische Verfahren durch und stellt dann – aufgrund seiner Befunde – die Diagnose. Sein Weg ist: S, T→K.

Eine genauere Analyse des ärztlichen Diagnostikprozesses ergibt zwar, daß der Arzt seine Blickrichtung während dieses Prozesses – in der Art wie in Abb. 11.5 angedeutet – mehrfach wechselt: teilweise schließt er induktiv von den beobachteten Symptomen und Testergebnissen auf mögliche Krankheiten, teilweise schließt er deduktiv von den in Frage kommenden Diagnosen auf die zu ihrer Differenzierung nötigen Symptome und diagnostischen Verfahren (vgl. dazu Victor u. Lange 1974 sowie Victor 1981). Der primäre Schritt

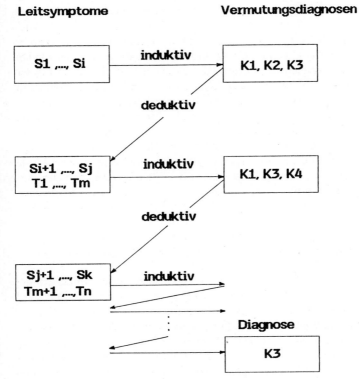

Abb. 11.5. Schematischer Ablauf des Diagnostikprozesses

Tabelle 11.1. Symptomliste. (Beispiel aus Anschütz 1982)

Tuberkulose
W 0,1% (Hein et al. 1975)

Symptome bei erstentdeckten Tuberkulosen	(n = 421)
Husten	79,1
Auswurf	78,5
Müdigkeit, „Kränkeln"	71,8
Nachtschweiß, Frösteln	28,0
Schlafstörungen, labile Stimmungslage	10,9
Gastrointestinale Beschwerden	9,0
(als einziges Zeichen)	

des Diagnostikprozesses und seine Hauptrichtung ist jedoch vom Symptom
zur Krankheit.

Trotz der umgekehrten Vorgehensweise orientieren sich die Lehrbücher der
Diagnostik an der in der Nosologie üblichen Blickrichtung; sie sind nach
Krankheiten geordnet und beschreiben das Krankheitsbild oft in Form von
sog. *Symptomlisten.* Dies sind Aufstellungen der prozentualen Häufigkeiten,
mit denen bei einer Krankheit bestimmte Symptome, unnormale Laborwerte
usw. auftreten. Tabelle 11.1 gibt als Beispiel eine solche Liste aus dem Buch
von Anschütz (1982) wieder, in dem über 150 Symptomlisten zusammengetra-
gen sind. Diese Form der Darstellung diagnostischen Wissens hat seine guten
Gründe: Einerseits soll der Lernende sich das Krankheitsbild als zusammen-
gehörige Einheit einprägen, andererseits können Daten über Krankheit-Sym-
ptom-Beziehungen im allgemeinen nur in dieser Art gesammelt werden. Man
kann z. B. in einer Klinik die Krankenakten aller Patienten mit einer bestimmten, verifizierten Krankheit K auswerten und dabei die Verteilung bestimmter
Laborwerte oder Symptome ermitteln. Die ausgewerteten Fälle können dann
oft als repräsentative Stichprobe aller Patienten mit dieser Krankheit angesehen werden. Eine repräsentative Stichprobe aller ein gewisses Symptom auf-
weisenden Menschen dagegen ist praktisch nie erhältlich, da für die meisten
Symptome die Menge der Symptomträger, die nie einen Arzt bzw. eine Klinik
aufsucht, unbekannt (und vermutlich recht groß) ist.

Fassen wir die Angaben in den Symptomlisten als Wahrscheinlichkeiten auf,
so sehen wir, daß es sich um bedingte Wahrscheinlichkeit der Art P(S|K) bzw.
P(T|K) handelt; es ist üblich, sie *nosologische Wahrscheinlichkeiten* zu nennen.
Für die Diagnostik und für das nachfolgend zu behandelnde Beurteilungspro-
blem benötigen wir aber die umgekehrten bedingten Wahrscheinlichkeiten
P(K|S,T), die man auch als *diagnostische Wahrscheinlichkeiten* bezeichnet. Die
nosologischen Wahrscheinlichkeiten haben ohne Zusatzinformation in der
Diagnostik wenig Aussagekraft: die Angabe 80% Husten in der Symptomliste
aus Tabelle 11.1 bedeutet nicht, daß man bei Husten mit hoher Wahrscheinlichkeit auf eine Tuberkulose schließen kann.

Hier liegt nun die Bedeutung des Satzes von Bayes, der – für positives Tester-
gebnis – in seiner einfachsten, auf unser Problem zugeschnittenen Form sich
folgendermaßen schreiben läßt:

$$P(K|T+) = \frac{P(T+|K)\ P(K)}{P(T+|K)\ P(K) + P(T+|NK)\ P(NK)}.$$ (3)

Dieses einfache Theorem der Wahrscheinlichkeitsrechnung, dessen simplen
Beweis ich mir hier sparen kann, leistet die Umsetzung der bedingten Wahr-
scheinlichkeit P(T|K)→P(K|T) bzw. P(S|K)→P(K|S), und dies entspricht der

Umsetzung nosologischer Wahrscheinlichkeiten in diagnostische Wahrscheinlichkeiten.

Das Problem bei diesem Umsetzvorgang ist die notwendige Einbeziehung der A-priori-Wahrscheinlichkeiten P(K), P(NK). Man spricht in diesem Zusammenhang von der Prävalenzabhängigkeit der diagnostischen Wahrscheinlichkeiten. Beim ersten Schritt des Diagnostikprozesses (auf den wir uns beschränkt haben) ist P(K) die Prävalenz von K in einer Gesamtpopulation. Wir werden im folgenden jedoch die Bezeichnung Prävalenz gleichbedeutend mit „A-priori-Wahrscheinlichkeit für K vor Anwendung von T" benutzen, also nicht im strengen epidemiologischen Sinne.

Die Bewertung diagnostischer Maßnahmen

Betrachten wir nun das Problem der *Bewertung* diagnostischer Maßnahmen und die Rolle, die hierbei das Bayes-Theorem spielt. Die beiden bekanntesten Beurteilungskriterien für diagnostische Verfahren sind die Sensitivität (Se) und die Spezifität (Sp). Unter diesen Namen begegnen uns die gerade behandelten bedingten Wahrscheinlichkeiten unter neuen Namen wieder. Die *Sensitivität* ist die nosologische Wahrscheinlichkeit P(T+|K) und die *Spezifität* ist die nosologische Wahrscheinlichkeit P(T−|NK). Die Sensitivität gibt an, in welchem Prozentsatz der Fälle mit Krankheit K man ein positives Testergebnis erwarten kann. Die Spezifität ist ein Maß für das Fehlen positiver Resultate bei Nichtkranken; ein hoher Wert Sp schließt also aus, daß T auch für zahlreiche andere Krankheiten positive Ergebnisse liefert.

Sensitivität und Spezifität sind die wichtigsten Kriterien zur Beurteilung diagnostischer Maßnahmen, und es ist begrüßenswert, wenn in entsprechenden Arbeiten es mehr und mehr üblich wird, diese Kriterien bei der Diskussion der Aussagekraft anzugeben. Es ist jedoch bedauerlich und führt oft zu gefährlichen Fehlschlüssen, wenn *nur* diese beiden Kriterien angegeben und als ausreichende Begründung für die Einführung des neuen Verfahrens hingestellt werden. Die Anwendung der vorangehenden Überlegungen zu den nosologischen und diagnostischen Wahrscheinlichkeiten zeigen, daß eine hohe Sensitivität allein wenig über den diagnostischen Wert des Verfahrens T aussagt und daß auch eine (gleichzeitig) hohe Spezifität für ein abschließendes Urteil nicht ausreicht.

Die erwähnte Prävalenzabhängigkeit der diagnostischen Wahrscheinlichkeiten macht die Beachtung weiterer Kriterien notwendig, und man benutzt sinnvollerweise die diagnostischen Wahrscheinlichkeiten als zusätzliche Kriterien. Diese lassen sich nämlich nicht aus Sensitivität und Spezifität allein berechnen, sondern hängen noch von der A-priori-Wahrscheinlichkeit von K vor Durchführung des Verfahrens T ab. Die diagnostischen Wahrscheinlichkeiten werden in diesem Problemkreis *positiver prädiktiver Wert* [prW($+$) = P(K|T$+$)] und *negativer prädiktiver Wert* [prW($-$) = P(NK|T$-$)] genannt. Ersterer gibt an, wie groß der Anteil der tatsächlich Erkrankten in einer ausgesonderten Gruppe wäre, falls man als Auswahlkriterium ein positives Resultat von T benutzen würde (analog für negatives Testresultat). Nachfolgend sind diese Begriffe den im letzten Abschnitt eingeführten Bezeichnungen gegenübergestellt und ihre Definition mit Hilfe der Häufigkeiten aus der vorn eingeführten Vierfeldertafel (Voraussetzung: unselektierte Population) angeführt:

$$Se = P(T+|K) = n_a/(n_a + n_b)$$
$$Sp = P(T-|NK) = n_d/(n_c + n_d)$$
$$prW(+) = P(K|T+) = n_a/(n_a + n_c)$$
$$prW(-) = P(NK|T-) = n_d/(n_b + n_d)$$

Zur Demonstration der Prävalenzabhängigkeit sind in Abb. 11.6 in einer Beispielrechnung die prädiktiven Werte für ein bestimmtes Verfahren T mit vorgegebener hoher Sensitivität und Spezifität (Se = Sp = 0,99) für 3 verschiedene Ausgangssituationen gegenübergestellt.

Wird in einer Studie zur Bewertung des Verfahrens T dieses an jeweils 500 kranken und gesunden Personen überprüft, so ergibt die (unangebrachte) Berechnung der prädiktiven Werte aus der Tabelle der Studienresultate das irreführende Resultat von prW($+$) = prW($-$) = 0,99, irreführend weil die Studienpopulation mit einem Verhältnis von Kranken zu Nichtkranken wie 1:1 niemals für reale Situationen repräsentativ ist.

Daß von den Durchführenden solcher Studien die Unzulässigkeit dieser Berechnung des prädiktiven Wertes intuitiv erkannt wird, ist wohl der Hauptgrund für die Beschränkung auf die Angabe der Sensitivität und Spezifität in den entsprechenden Studienberichten; meist fehlen dann Angaben zum prädiktiven Wert. Wie hier mit Hilfe des Bayes-Theorems durch Einbeziehung der A-priori-Wahrscheinlichkeiten Abhilfe zu schaffen ist, ist nach dem Vorangegangenen klar; wir stellen unten das Vorgehen nochmals ausführlich dar.

Gehen wir nun davon aus, daß wir das gleiche diagnostische Verfahren in einer Population mit der (sehr hohen) Prävalenz von 10% anwenden, so beträgt der prädiktive Wert etwa 92%, anders ausgedrückt: 9 von 108 durch das Verfahren als krank eingestufte Personen leiden nicht an dieser Krankheit (mittlere Vierfeldertafel in Abb. 11.6).

Nehmen wir eine Prävalenz von 1% an und nähern uns damit realistischen Erkrankungsziffern, so erhalten wir die Zahlen aus der unteren Vierfeldertafel in Abb. 11.6 (jetzt in Zehntausendstel). Obwohl Sensitivität und Spezifität nach

Annahme: Se = Sp = 0.99 = konstant

1. Studie zur Überprüfung des Verfahrens

495	5	500
5	495	500
500	500	1000

$^0/_{00}$

Se =Sp = 495/500 = 0.99

prW (+) = prW(−) = 495/500 = 0.99

2. Populationen mit 10 % Kranken

99	1	100
9	891	900
108	892	1000

$^0/_{00}$

Se = 99/100 = Sp = 891/900 = 0.99

prW (+) = 99/108 ≈ 0.917

prW (−) = 891/892 ≈ 0.999

3. Populationen mit 1 % Kranken

99	1	100
99	9801	9900
198	9802	10000

$^0/_{000}$

Se = 99/100 = Sp = 9801/9900 = 0.99

prW (+) = 99/198 = 0.5

prW (−) = 9801/9802 ≈ 0.9999

50 % der positiven

Befunde sind falsch !

Abb. 11.6. Prävalenzabhängigkeit des prädiktiven Wertes

wie vor 99% beträgt, geht der prädiktive Wert auf 50% zurück! Dies bedeutet: die Hälfte der aufgrund von T der Krankheit K „verdächtigten" Patienten leidet nicht an dieser Krankheit.

Die Beispielrechnung mag verdeutlichen, daß bei kleinen A-priori-Wahrscheinlichkeiten extrem hohe Sensitivitäten und Spezifitäten nötig sind, um eine hohe diagnostische Sicherheit aufgrund eines Verfahrens allein zu gewährleisten.

Die Wichtigkeit des prädiktiven Wertes habe ich derart hervorgehoben, daß ich zur Vermeidung von Fehlschlüssen auch betonen möchte, daß die prädiktiven Werte *allein* nicht zur Beurteilung einer diagnostischen Maßnahme ausreichen; ein positiver prädiktiver Wert von 100% bedeutet ja nicht, daß der Test für alle Kranken positiv ausfällt, sondern lediglich, daß bei positivem Befund K sicher vorliegt. Zur Beurteilung der Aussagekraft einer diagnostischen Maßnahme benötigen wir Sensitivität, Spezifität und positiven sowie negativen prädiktiven Wert. Eine Vierfeldertafel mit „repräsentativen" Häufigkeiten ist die geeignete Darstellungsart, die alle zur Beurteilung nötigen Informationen enthält; „repräsentative Häufigkeiten" bedeutet: sie werden in einer Population ermittelt, die der Ausgangssituation entspricht, in der der Test eingesetzt werden soll. Eine solche Population haben wir hier, wie allgemein üblich, *unselektiert* genannt.

Die gerade aufgestellte Forderung, bei der Bewertung diagnostischer Maßnahmen stets alle 4 Kriterien [Se, Sp, prW(+), prW(−)] zu betrachten, darf allerdings nicht absolut verstanden werden, einerseits da der rechnerischen Abhängigkeit wegen sich stets das 4. Kriterium aus den 3 übrigen bestimmen läßt, andererseits, weil nur Spezifität und Sensitivität Eigenschaften des Verfahrens T sind, die dieses charakterisieren, die prädiktiven Werte aber nicht nur vom Verfahren T, sondern auch von der Ausgangssituation (der Prävalenz) abhängen. Die Bewertung einer diagnostischen Maßnahme kann daher auch durch Angabe von Sensitivität und Spezifität sowie Beschreibung der angenommenen Einsatzsituation des Verfahrens durch die Prävalenz und die Angabe der für diese Einsatzsituation berechneten prädiktiven Werte erfolgen; eine Übertragung der Bewertung von T auf andere Ausgangssituationen ist dann leicht möglich.

Für die Praxis bieten sich zwei Wege zur Bestimmung der Bewertungsziffern an:

1) Erprobung des Verfahrens in einer unselektierten Population, d.h. in der Situation, in der das Verfahren zum Einsatz kommen soll.

2) Bestimmung der Sensitivität und Spezifität in einer Studie mit einer vorgegebenen Anzahl von Kranken und Nichtkranken und anschließende Berechnung der prädiktiven Werte über die Bayes-Formel unter Einbeziehung der A-priori-Wahrscheinlichkeit für K in der zur Diskussion stehenden Ausgangssituation.

Die Bayes-Formel nimmt in der neuen Notation die folgende Form an:

$$\text{prW}(+) = \frac{\text{Se} * \text{p}}{\text{Se} * \text{p} + (1 - \text{Sp})\,(1 - \text{p})} \qquad \text{prW}(-) = \frac{\text{Sp}(1 - \text{p})}{\text{Sp}(1 - \text{p}) + (1 - \text{Se})\,\text{p}} \qquad (4)$$

und bietet in dieser Gestalt die für den zweiten Weg notwendige Berechnungsmöglichkeit der positiven und negativen prädiktiven Werte aus Sensitivität, Spezifität und Prävalenz (p).

Die beiden Vorgehensweisen sind in Abb. 11.7 beispielhaft unter der Annahme einer Population mit einem Prozent Kranker und eines Verfahrens mit einer

Annahmen: Prävalenz (p) — 1 %, Se — Sp — 99 %

1. Erprobung in der tatsächlichen Ausgangssituation (nichtselektiertes Krankengut)

10	1	11
9	980	989
19	981	1000

$prW (+) = 10/19 = 0.526$

$prW (-) = 980/981 \approx 0.999$

Anteil falsch—negativ $= (1-Se) = 1/11 \approx 9 \%$

2. Ermittlung von Se und Sp aus Zweigruppenstudie, Berechnung der prädiktiven Werte über BAYES—Formel

494	6	500
5	495	500

$Se = 494/500 = 0.988$

$Sp = 495/500 = 0.99$

Anteil falsch—negativ $= (1-Se) = 6/500 = 1.2\%$

$prW (+) = (0.988 * 0.01) / (0.988 * 0.01 + 0.01 * 0.99) \approx 0.499$

$prW (-) = (0.99 * 0.99) / (0.99 * 0.99 + 0.012 * 0.01) \approx 0.9999$

Abb. 11.7. Wege zur Bestimmung der prädiktiven Werte

Sensitivität und Spezifität von 99% dargestellt [$\Rightarrow prW(+)=0,5$, $prW(-)\approx$ 0,999]. Dies sei der tatsächliche Wert der Parameter des Verfahrens; da wir in der Praxis mit Stichproben arbeiten, werden die aus den beobachteten Häufigkeitstabellen für die verschiedenen Kriterien errechneten Werte von den tatsächlichen Parameterwerten mehr oder weniger abweichen, es sind Schätzwerte für die tatsächlichen Größen. Das Beispiel verdeutlicht die Nachteile der einzelnen Vorgehensarten. Der erste Weg ist nur möglich, falls die Prävalenz nicht zu klein ist. Die Schätzung der Sensitivität bzw. ihres Komplementwertes zu 1 (des sog. „Anteils falsch-negativ", s. unten) ist wegen des geringen Anteils Kranker an der Gesamtpopulation unsicher. Dies macht auch für nicht allzu kleine Prävalenzen große Stichproben nötig. Der Nachteil des zweiten Weges, der sehr exakte Schätzungen von Sensitivität und Spezifität erlaubt, liegt darin, daß die Prävalenz meist unbekannt ist bzw. nur sehr grobe Anhaltspunkte für sie vorliegen. Die Berechnungen der prädiktiven Werte über die Bayes-Formel bringt daher für diese Werte Ungenauigkeiten bzw. Unsicherheiten mit sich. Da Studien nach der ersten Art nur selten möglich sind, bleibt jedoch meist nur die zweite Möglichkeit und der Einsatz der Bayes-Formel als Ausweg.

Ich habe gerade einen weiteren, für die Beurteilung diagnostischer Maßnahmen weitverbreiteten Begriff eingeführt: den *„Anteil falsch-negativ"*. Da die unterschiedlichen Bezeichnungsweisen und die unterschiedlichen Definitionen der Begriffe schon viele Mißverständnisse hervorgerufen haben, möchte ich zur Klarstellung hier einige Erläuterungen einfügen. Eindeutig ist, was unter falsch-positiv und falsch-negativ zu verstehen ist. Unterschiedliche Auffassungen entstehen, sobald man von Anteilen spricht, je nachdem auf welche Gruppe man die falsch-positiven oder falsch-negativen Ergebnisse bezieht (d. h.: Was ist der Nenner des zu bildenden Bruches?). Die Bildung des „Anteils falsch-negativ" geschieht meistens einheitlich: Man versteht unter dem „Anteil falsch-negativ" den Teil der *Kranken,* für die der Test ein negatives Ergebnis erbringt. Also

$$\text{Anteil falsch-negativ} = 1 - \text{Se} = \frac{n_b}{n_a + n_b}.$$

Meist wird der *„Anteil falsch-positiv"* analog definiert: der Anteil der Nichtkranken, für die der Test positiv ausfällt; also

$$\text{Anteil falsch-positiv} = 1 - \text{Sp} = \frac{n_c}{n_c + n_d}.$$

Häufig wird jedoch unter „Anteil falsch-positiv" der Komplementwert des positiven prädiktiven Wertes zu 1 verstanden; also

$$\text{Anteil falsch-positiv} = 1 - \text{prW}(+) = \frac{n_c}{n_a + n_c}.$$

Die letztere Definition legt als „Anteil falsch-positiv" den Prozentsatz von Personen fest, für welche der Test ein positives Ergebnis liefert, obwohl sie nicht krank sind, bezogen auf alle Personen der Grundgesamtheit, für die T positiv wird. Da man nach Anwendung eines Tests (einer Früherkennungsmaßnahme!) mit der Gruppe aller Personen mit positivem Befund konfrontiert ist, erscheint - entsprechend der Hervorhebung der Bedeutung des prädiktiven Wertes - die zweite Definition für die Praxis geeigneter: Die Anzahl fälschlicherweise positiv befundeter Personen ist auf alle positiven Befunde zu beziehen.

Um die Verwirrung vollkommen zu machen, ist es im Bereich der Zuordnungsverfahren üblich – wie wir unten noch sehen werden –, die Größen „Anteil falsch-negativ" und „Anteil falsch-positiv" durch Beziehung der Anzahlen falsch-positiver und falsch-negativer Befunde auf den Gesamtstichprobenumfang n zu bilden. Zur Unterscheidung sollte man auf das Gesamt-n bezogene Größen stets *Fehlerraten* nennen. Um bei dieser Bezeichnungsvielfalt Fehlschlüssen aus dem Wege zu gehen, hilft nur die jeweilige Angabe der exakten Definition der Begriffe bzw. die Abklärung, welche Definition ein bestimmter Autor diesen Begriffen zugrunde gelegt hat.

Als Fazit dieses Abschnitts halten wir fest: Neben Sensitivität und Spezifität ist der prädiktive Wert zur Beurteilung einer diagnostischen Maßnahme außerordentlich wichtig; dieser ist prävalenzabhängig, d. h. daß bei der Bewertung eines Verfahrens T die Ausgangssituation, in der es eingesetzt werden soll, berücksichtigt werden muß. An Früherkennungsmaßnahmen in Populationen mit weniger als ein Promille Kranker sind andere Anforderungen zu stellen als an differentialdiagnostische Maßnahmen, wenn die A-priori-Wahrscheinlichkeit der Verdachtsdiagnose durch vorherige Befunde bereits 0,7 beträgt. Auch hochsensitive und hochspezifische Früherkennungsmaßnahmen sind unpraktikabel, wenn wegen kleiner Prävalenzen der Anteil Nichtkranker an den mit diesem Verfahren herausgefilterten Personen mehr als 50% beträgt; der Schaden solcher Maßnahmen ist dann u. U. größer als ihr Nutzen.

Im Sinne dieser Ausführungen interpretiert, erscheint die Forderung Anschütz' nach besonders strenger Indikation für hochtechnisierte diagnostische Maßnahmen in neuem Licht: Diese Maßnahmen sind nicht abzulehnen, vor ihrem Einsatz sind aber durch Anamnese und körperliche Befundung die A-priori-Wahrscheinlichkeiten für einige Vermutungsdiagnosen soweit zu steigern, daß diese Maßnahmen auch greifen können, d. h. mit erforderlicher Sicherheit zur Diagnose führen.

Grundkonzepte der Entscheidungstheorie

Durch die Einführung des Begriffs „Fehlerraten" als Anteile der falsch-positiven bzw. falsch-negativen Befunde, bezogen auf die Gesamtstichprobe, ist ein Anknüpfungspunkt zum zweiten Thema meines Beitrags gegeben. Entscheidungstheoretische Ansätze werden häufig zur Entwicklung computergestützter Diagnosealgorithmen eingesetzt; es steht dann die Suche nach dem besten Algorithmus für Diagnosevorschläge aufgrund einer Reihe von Befunden und Testresultaten im Vordergrund. Es kann nicht Ziel dieser Arbeit sein, die recht komplexen Rechenverfahren für diese Problematik darzustellen. Für die Bewertungsproblematik kommt der Einsatz entscheidungstheoretischer Verfahren hauptsächlich für 2 Fragestellungen in Betracht:

1) Welches von m verschiedenen Verfahren T_1, T_2, ..., T_M ist für eine bestimmte diagnostische Fragestellung am aussagekräftigsten?

2) Welcher Schwellenwert G ist für ein vorgegebenes Verfahren T mit quantitativem Resultat für die Einteilung in Kranke und Nichtkranke optimal (das entspricht der Einteilung in T+ und T− bzw. in pathologisch und normal)?

Wir wollen im folgenden nur diese beiden Probleme betrachten und dabei stets Erhebungen in einer unselektierten Population voraussetzen. Dies ist keine wesentliche Einschränkung, da wir in anderen Fällen mit Hilfe der Bayes-Formel Korrekturen anbringen können.

Mögliche Ausgangssituationen für diese beiden Fragestellungen sind in Abb. 11.8 dargestellt. Ausgangspunkt für die Auswahl des geeignetsten Tests sind die in einem Probeeinsatz ermittelten Anteile in den 4 Zellen unserer Vierfelderschemata. Zur Bestimmung des optimalen Schwellenwertes sind die

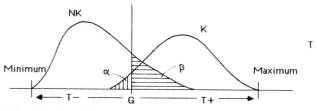

1. Situation: Welcher Test ist der aussagekräftigste ?

T_1	T+	T−	
K	8	2	10
NK	4	86	90
%			

T_2	T+	T−	
K	9	1	10
NK	8	82	90
%			

T_3	T+	T−	
K	7	3	10
NK	2	88	99
%			

2. Situation: Welcher Schwellenwert ist optimal?

Abb. 11.8. Entscheidungstheoretische Ansätze bei Bewertungsproblemen

Dichten (Verteilungen) der Resultate eines Tests T für eine Population von Kranken und Nichtkranken nötig.

Eine auf der Entscheidungstheorie basierende Auswahl setzt die Festlegung auf ein einziges Optimalitätskriterium voraus. Dieses Optimalitätskriterium muß in unserem Falle die beiden Fehlerraten (n_b/n und n_c/n) zusammenfassen, damit eine eindeutige Entscheidung gefällt werden kann, z. B. darüber, ob ein Test, der 5% der Kranken als nicht krank einstuft und ein Drittel falsch-positive Ergebnisse liefert, besser ist als ein Verfahren, das nur 3% Kranke übersieht, dafür aber 50% falsch-positive Resultate liefert. Andere Kriterien, die Sensitivität, Spezifität und/oder prädiktiven Wert zusammenfassen, sind ebenfalls denkbar.

Das einfachste Kriterium ist die Summe der beiden Fehlerraten (auch *Gesamtfehlerwahrscheinlichkeit F*):

$$F = \frac{n_b + n_c}{n}. \qquad (5)$$

Die Entscheidungstheorie erlaubt jedoch eine flexiblere Gestaltung dieses Kriteriums, indem sie eine Gewichtung der Fehlerraten – durch Einführung von sog. „Kosten" (k) – erlaubt; dieses Optimalitätskriterium wird in der Entscheidungstheorie *Risiko (R)* genannt;

$$R = \frac{k_b \, n_b + k_c \, n_c}{n}. \qquad (6)$$

Die Kosten k_b und k_c sind die Gewichte, durch die man versucht, der Tatsache Rechnung zu tragen, daß „falsch-negative" und „falsch-positive" Entscheidungen unterschiedlich schwerwiegende Folgen haben. R gibt den bei Einsatz des Verfahrens im Mittel zu erwartenden Schaden an. Es ist üblich, k_b wesentlich größer als k_c zu wählen, z. B. $k_c/k_b = 1/10$, da $k_b = k_c$ zu einem unvertretbar großen „Anteil falsch-negativ" (das sind übersehene Kranke!) führen würde. Für $k_b = k_c$ entspricht die Risikominimierung der Minimierung der Gesamtfehlerwahrscheinlichkeit.

Abbildung 11.9 soll die Unterschiede dieser beiden Optimalitätskriterien verdeutlichen. Es sind die Ergebnisse dreier Tests für die gleiche Stichprobe (in Promille) angegeben, darunter der jeweilige Gesamtfehler und das Risiko (ebenfalls in Promille), berechnet nach den Gl. 5 und 6. Das „Verfahren" T_1 besteht darin, alle Personen ohne nähere Untersuchung als gesund zu erklären; bei sehr kleinen Prävalenzen und falls keine diagnostischen Maßnahmen mit einem prädiktiven Wert nahe 100% zur Verfügung stehen, kann dies durchaus das Vorgehen mit dem kleinsten Gesamtfehler sein (wie in unserem konstruierten Beispiel). Bei Benutzung des Risikos (mit vernünftig gewählten Kosten) wird aber ein Test (T_2 in unserem Beispiel), der erlaubt, 90% der Kranken rich-

	T_1			T_2			T_3		
	0	10	10	9	1	10	5	5	10
	0	990	990	10	980	990	5	585	990
	$^0/_{00}$			$^0/_{00}$			$^0/_{00}$		

Gesamtfehler- wahrscheinlichkeit	F	$10 + 0 = 10$	$1 + 10 = 11$	$5 + 5 = 10$
Risiko $(kc/kb=1/10)$	R	$10 * 10 + 1 * 0 = 100$	$10 * 1 + 1 * 10 = 20$	$10 * 5 + 1 * 5 = 55$

$^0/_{00}$

Abb. 11.9. Einfluß unterschiedlicher Optimalitätskriterien

tig zu diagnostizieren, wenn auch unter Inkaufnahme von falsch-positiven Ergebnissen, besser bewertet als das „Trivialverfahren" T_1. Auch T_3 aus Abb. 11.9 wird unter Zugrundelegung des Risikos R schlechter als das Verfahren T_2 bewertet, obwohl T_3 im Gesamtfehler günstiger liegt.

Das große Problem entscheidungstheoretischer Ansätze ist die Wahl geeigneter Schadensziffern (Kosten). Auch wenn diese nur als Verhältnis und nicht in festen Ziffern, z. B. in monetären Einheiten, angegeben werden müssen, ist ihre problemadäquate Wahl äußerst schwierig. Zwar kann der diagnostizierende Arzt das Abwägen möglicher negativer Folgen der ihm zur Auswahl stehenden diagnostischen und therapeutischen Entscheidungen nie umgehen (es wären also lediglich dessen Überlegungen zu quantifizieren), jedoch basieren die Entscheidungen des Arztes nie auf einem einzigen Test, sondern auf dem gesamten Erscheinungsbild des Patienten und sind das Endresultat eines Diagnostikprozesses; die Einreihung des einzelnen Tests in den Gesamtdiagnostikprozeß müßte also bei der Festsetzung der Schadensziffern berücksichtigt werden. Als Hauptvorteil des Einsatzes entscheidungstheoretischer Methoden betrachte ich den von ihnen ausgehenden Zwang zur Abwägung der Folgen einer falsch-negativen Entscheidung (z. B. Verzögerung der Feststellung eines Tumors) gegen die Folgen einer falsch-positiven Entscheidung (z. B. Anordnung einer unnötigen, invasiven diagnostischen Maßnahme).

Betrachten wir nun das Problem der Justierung eines diagnostischen Verfahrens mit quantitativem Resultat. Dies ist eigentlich kein Bewertungsproblem, aber eine Voraussetzung jeder sachgemäßen Bewertung und jedes Vergleichs. Die Aussagefähigkeit eines Verfahrens hängt nämlich von der Wahl des Schwellenwertes ab, und nur Verfahren mit optimal eingestelltem Schwellenwert dürfen verglichen werden.

„Mit quantitativem Resultat" heißt: die Maßnahme T liefert für einen Patienten einen Zahlenwert, der innerhalb eines bestimmten Bereichs (Minimum-
Maximum) liegt. Der festzulegende Grenzwert G trennt „pathologische" von
„normalen" Werten. In Abb. 11.8 ist ein Wert rechts von G pathologisch (T +),
links von G ist er normal (T −); entsprechend wird der Patient als „krank" (K)
oder „nicht krank" (NK) eingestuft. Da sich die Verteilungen der Testergebnisse für Kranke und Nichtkranke meist überschneiden, sind bei diesem Vorgehen gewisse Anteile von falsch-positiv und von falsch-negativ in Kauf zu nehmen; diese Anteile haben wir in Abb. 11.8 durch die beiden (senkrecht bzw.
waagrecht) schraffierten Flächen angedeutet. Die Flächenanteile wollen wir
mit α und β bezeichnen; es sind die auf den Gesamtstichprobenumfang bezo-
genen Fehlerraten. Es gilt

$$\alpha = p(1 - Se) \text{ und } \quad \beta = (1 - p)(1 - Sp), \tag{7}$$

wodurch die Beziehung zu den im letzten Abschnitt benutzten Größen hergestellt wird.

Wie das erste in diesem Abschnitt betrachtete Problem setzt eine optimale Ein-
stellung des Schwellenwertes G die eindeutige Festlegung eines Optimalitäts-
kriteriums voraus. Nur in den wenigsten Fällen wird die Minimierung der
Summe $\alpha + \beta$ das problemadäquate Vorgehen sein; in den meisten Fällen ist es
sinnvoll, eine gewichtete Summe zu minimieren, wobei sicherzustellen ist, daß
der „Anteil falsch-negativ" (α) nicht zu groß wird. Die recht komplizierten Rechenverfahren zur Durchführung dieses Optimierungsprozesses können hier
nicht im Detail besprochen werden. Es soll jedoch darauf hingewiesen werden, daß die Wahl geeigneter Kosten hier ebenso problematisch ist wie im
oben betrachteten Fall.

Als günstige und praxisorientierte Ersatzprozedur für die erwähnte Optimierung hat sich das folgende Vorgehen bewährt: Ein sachkompetenter Kliniker
legt vorab den Prozentsatz maximal zu tolerierender „Anteile falsch-negativ"
bzw. die Sensitivität fest, z. B. $\alpha = 1\%$. Der Schwellenwert G wird dann für alle
zur Auswahl stehenden Verfahren so festgelegt, daß sie das vorgegebene α ein-
halten. Da nun eine Fehlerrate für alle Verfahren gleich ist, kann eine vergleichende Bewertung allein aufgrund der Fehlerrate β erfolgen. Die Entscheidung für minimales β bedeutet: Es wird bei fester Sensitivität das Verfahren
mit der höchsten Spezifität ausgewählt (wegen Gl. 7), und dieses Verfahren be-
sitzt gleichzeitig den höchsten prädiktiven Wert (wegen Gl. 4).

Nehmen wir an, die Verfahren T_2 und T_3 aus Abb. 11.9 seien Tests mit quantitativem Resultat, und die dortigen Ergebnisse seien für vorgegebene Schwellenwerte ermittelt. Fordern wir ein α von einem Promille, das bedeutet wegen
der Prävalenz von 1% eine Sensitivität von 0,1, so erfüllt T_2 mit dem vorgegebenen Schwellenwert diese Bedingung, nicht aber T_3. Für T_3 wäre G so zu ver-

schieben, daß der „Anteil falsch-negativ" kleiner würde, wofür ein Anwachsen des „Anteils falsch-positiv" in Kauf zu nehmen wäre. Das Ergebnis könnte etwa sein:

9	1	10
25	965	990

Die 25 falsch-positiven Fälle wären nun mit den 10 Fällen für T_2 zu vergleichen, und wir hätten T_2 dem Test T_3 vorzuziehen.

Das bekannteste Verfahren für die optimale Wahl von G ist die sog. ROC-Analyse („receiver operating characteristics", vgl. etwa Habbema u. Van Oortmassen 1982). Für die klassische ROC-Analyse wird Se gegen Sp oder $(1 - Sp)$ in einer Graphik aufgetragen; jeder Punkt der Kurve entspricht einer bestimmten Wahl von G. Um in einer bestimmten Anwendungssituation eines Tests, z. B. bei einer Vorsorgeuntersuchung, den durch Fehlzuordnungen bedingten Gesamtaufwand abschätzen zu können, erscheint mir die Konstruktion der ROC-Kurven aus den Fehlerraten α und β in den meisten Fällen geeigneter. Dies entspricht einer gewichteten klassischen ROC-Analyse (Gewichte: Prävalenz bzw. deren Komplementwert zu 1, vgl. Gl. 7). Läßt man weitergehend beliebige Gewichte für α und β zu, so läßt sich durch Variation dieser Gewichte der prädiktive Wert des Verfahrens steuern.

Ein Blick auf Abb. 11.8 zeigt, daß bei Verschiebung des Trennpunktes α anwächst und gleichzeitig β abnimmt bzw. umgekehrt, d. h. α und β hängen funktional voneinander ab. Nur eine dieser beiden Größen kann frei gewählt werden, und ihre Wahl legt den zweiten Parameter fest. Aus den verschiedenen, durch die ROC-Kurve gegebenen Fehlerratenkombinationen muß die geeignetste ausgewählt werden, wobei der für jede α/β-Kombination eindeutig bestimmte prädiktive Wert mitbeachtet werden muß.

Hilfreich für die Diskussion solcher Probleme mit Klinikern ist eine tabellarische Darstellung der ROC-Kurve, wobei diese Tabelle allerdings um den prädiktiven Wert (bzw. seinen Komplementwert zu 1) zu ergänzen ist. Da die

Tabelle 11.2. Zahlendarstellung einer ROC-Kurve, erweitert um prädiktive Werte (Angaben in %, gerundet)

G	G_1	G_2	G_3	G_4	G_5	G_6	G_7	G_8	G_9	G_{10}	G_{11}	G_{12}
α	0,01	0,05	0,1	0,2	0,3	0,4	0,5	0,6	0,7	0,8	0,9	1,0
β	80	50	30	18	10	5	3	2	1,4	1,1	1,0	0
$1 - prW(+)$	98,8	98,1	97,1	95,7	93,5	89,3	85,7	83,3	82,4	84,6	90,9	–

Zahlen mit nicht unerheblichen Unsicherheiten behaftet sind, genügen einige wenige Zahlentripel, etwa in Art der Tabelle 11.2.

Man erkennt, daß das Minimum des Gesamtfehlers für den Trivialfall mit $\alpha = 1\%$ ($=$ Prävalenz) und $\beta = 0\%$ gegeben ist, sieht aber gleichzeitig, daß eine Reduktion der α-Fehlerrate um die Hälfte durch Inkaufnahme von 3% falsch-positiver Ergebnisse erreichbar ist, daß für eine weitere Halbierung von α aber bereits etwa 15% falsch-positive Ergebnisse (bezogen auf den Gesamtstichprobenumfang) akzeptiert werden müssen. Weiterhin zeigt die Tabelle, daß der prädiktive Wert dieses Tests (für alle möglichen Trennpunkte) sehr schlecht ist; der optimale prädiktive Wert wird für den Trennpunkt G_9 erreicht, bei dessen Wahl jedoch nur 30% der tatsächlich Kranken erkannt werden können. Wie erwähnt, ist theoretisch die Optimierung eines Kriteriums, das den prädiktiven Wert mit einbezieht, oder einer gewichteten Summe aus α und β möglich; die praktische Relevanz ist jedoch zweifelhaft, da fundierte Daten zur Bildung der Schadensziffern meist fehlen und das Einsetzen angenommener Werte zu skurrilen Entscheidungen führen kann (s. Beitrag Jesdinsky, S. 80).

Schlußbemerkungen

Ich habe in diesem Grundlagenreferat versucht, folgende Fakten zu unterstreichen: Sensitivität und Spezifität sind die wichtigsten Größen zur Charakterisierung einer diagnostischen Maßnahme. Diese Kriterien sind weit verbreitet und allgemein – auch international – akzeptiert. Für eine aussagekräftige Bewertung sind sie unerläßlich, reichen jedoch aufgrund der Prävalenzabhängigkeit des Anteils „echt" Kranker in der Gruppe aller positiven Befunde bzw. der Gesamtfehlerrate (bezogen auf alle mit dieser Maßnahme untersuchten Personen) nicht aus. Zur Beurteilung der Eignung für den praktischen Einsatz ist zusätzlich die Bestimmung der prädiktiven Werte nötig. Da die prädiktiven Werte bei kleinen Prävalenzen nicht direkt schätzbar sind, kommt der Möglichkeit ihrer Berechnung aus Prävalenz, Sensitivität und Spezifität über das Bayes-Theorem große Bedeutung zu. Entscheidungstheoretische Ansätze sind für die Bewertung diagnostischer Maßnahmen hauptsächlich unter 2 Aspekten von Wichtigkeit: einerseits erlauben sie die Berücksichtigung unterschiedlich schwerwiegender Folgen falsch-positiver und falsch-negativer Entscheidungen über die Gewichtung der Fehlerarten, andererseits sind geeignete Verfahren zur Festlegung eines optimalen Schwellenwertes bei quantitativem Testresultat im umfangreichen Methodenspektrum der Entscheidungstheorie enthalten.

Literatur

Anschütz F (1982) Indikation zum ärztlichen Handeln. Springer, Berlin Heidelberg New York, S 236

Groß R (1977) Was ist eine Krankheit? Gibt es stabile Krankheitsbilder? Metamed 1: 115-122

Habbema JDF, van Oortmarssen GJ (1982) Performance characteristics of screening tests. Clin Lab Med 2: 639-656

Köbberling J (1982) Der prädiktive Wert diagnostischer Maßnahmen. Dtsch Med Wochenschr 107: 591-595

Lusted L (1968) Introduction to medical decision making. Thomas, Springfield

Sackett DL (1978) Clinical diagnosis and the clinical laboratory. Clin Invest Med 1: 37-43

Sadegh-Zadeh K (1977) Krankheitsbegriff und nosologische Systeme. Metamed 1: 4-41

Vecchio TF (1966) Predictive value of a single diagnostic test in unselected populations. N Engl J Med 274: 1171-1173

Victor N (1981) Probleme des Einsatzes diskriminanzanalytischer Methoden in der medizinischen Diagnostik. In: Proc 6th Conf Prob Theory Editura Acad Rep Soc Romania, Bukarest, pp 247-258

Victor N, Lange H-J (1974) Influences de l'ordinateur sur le diagnostic medical. In: Marois M (ed) Man and computer. North Holland, Amsterdam, pp 239-297

Wulff HR (1976) Rational diagnosis and treatment. Blackwell, Oxford, p 209

12. Statistische Grundlagen II

H. J. JESDINSKY

Einleitung

Ziel dieser kurzen Einführung in Anwendungen der statistischen Entscheidungstheorie auf ärztliche Entscheidungen ist die Vermittlung eines grundlegenden Verständnisses dieser Methoden und einer Einsicht in die Leistungen und Grenzen bei ihrem praktischen Einsatz. Die vorgebrachten Überlegungen schließen an die Ausführungen von Victor (Kap. 11; s. dazu auch Doubilet 1983) an und sind nicht neu. Nach den ersten Büchern von A. Wald 1950 und von v. Neumann u. Morgenstern 1953 ist das Thema in einigen Monographien behandelt worden (Lindley 1971; Raiffa u. Schlaifer 1961; Schneeweiß 1967), auch in Anwendung auf medizinische Beispiele, insbesondere bei Lusted 1968 sowie bei Walter 1970. Erst in den letzten Jahren wird der Anwendung der Entscheidungstheorie in der Medizin größere Aufmerksamkeit geschenkt. Es wurde eine internationale Gesellschaft gegründet, deren Organ *Medical Decision Making* ist und in dem u. a. regelmäßig Fallstudien aus dem New England Medical Center Hospital in Boston veröffentlicht werden.

Im Grunde geht es bei der Anwendung der Entscheidungstheorie in der Medizin darum, alle ärztlichen Handlungen an ihren Konsequenzen zu messen, also an den Folgen für die Gesundheit des Patienten sowie den verursachten Kosten. Diese Schwerpunktsetzung mag erklären, warum sich in einem auf das Helfen ausgerichteten Beruf eine Denkweise, welche die Motive des Handelns außer acht läßt, erst zögernd durchsetzte. Selbst das Können des Arztes interessiert in der „medizinischen Entscheidungstheorie" – von einem derartigen Fachgebiet kann man wohl seit einigen Jahren sprechen – nur in dem Maße, als es dem *Standard* der Qualität der ärztlichen Versorgung entspricht. Es kommt allein auf die *Folgen* des ärztlichen Handelns an.

Auf einem so jungen Forschungsgebiet gibt es naturgemäß noch wenig empirische Resultate. Meist zeigt man, wie es sein könnte, z. B. in der Labormedizin (Büttner 1982) oder der Endoskopie (Sonnenberg, im Druck). Auch den im folgenden behandelten Beispielen liegen keine konkreten Daten zugrunde. Sie dienen der Illustration und sollen dazu anregen, systematisch Daten zu sammeln, um einer Nutzen-Kosten-Analyse dort näher zu kommen, wo sie sinnvoll ist. Wir wollen das Problem anhand einer einfachen Therapieentscheidung und der Entscheidung über die Reihenfolge zweier diagnostischer Tests darstellen.

Eine einfache Therapieentscheidung

Diagnostik ist nicht Selbstzweck. Ziel ärztlichen Handelns ist die Therapie. Die von Wald (1950) entwickelte Entscheidungstheorie kann anhand eines einstufigen Diagnoseverfahrens, an dem die Therapieentscheidungen ansetzen, verdeutlicht werden.

Formalismus

Aufgrund von Beobachtungen X soll eine Entscheidung erfolgen. X ist eine Zufallsvariable, die, je nachdem, aus welcher von m Gesamtheiten (Krankheitsgruppen) die Beobachtung stammt, der Verteilung P_1, P_2, ..., P_m folgt. Es gibt einen endlichen Vorrat an möglichen Entscheidungen, die vermittels der Entscheidungsfunktion δ entsprechend den Beobachtungen X ausgewählt werden. Für jedes X findet man also $\delta(X) = d$. Die Konsequenzen von d werden in Form einer Nutzenfunktion[1] $U(P, d)$ ausgedrückt, die zu jeder Krankheitsgruppe den Nutzen von d angibt.

Der Gewinn [Wald spricht von Risiko $R(P, \delta)$] der Entscheidungsregel δ bei Vorliegen der Krankheit i ist der Erwartungswert des Nutzens, bei diskretem Merkmal X als Summe geschrieben:

$$G(P_i, \delta) = E[U(P_i, \delta(X))] = \Sigma_i U[P_i, \delta(x)] P_i(X = x)$$

Kennt man die A-priori-Wahrscheinlichkeiten Π_i der Krankheiten, so ist der mittlere Gewinn der Regel δ

$$\overline{G}_\delta = \Sigma_i \Pi_i G(P_i, \delta).$$

Regeln, die $\overline{G}_\delta$ maximieren, heißen Bayes-Regeln. Es gibt aber unter den „zulässigen" Regeln („zulässig" heißen Regeln, für die es keine anderen gibt, bei denen der Gewinn bei allen Krankheiten mindestens gleich groß und bei einer Krankheit größer ist) noch andere Überlegungen für die Auswahl einer „besten" Regel. Eine solche Wahl ist die Minimaxregel, bei der der minimale Gewinn, d. h. der Gewinn bei der für δ ungünstigsten Krankheit, maximiert wird.

---

[1] Wald spricht von einer Schadenfunktion $L(P, d)$, wobei L für engl. „loss" steht. Da in der medizinischen Literatur U (= „utility") üblich ist, bleiben wir dabei (es handelt sich nur um eine Vorzeichenumkehr).

Außer der Bayes-Regel und der „pessimistischen" Minimaxregel gibt es noch
andere Optimalitätskriterien bei der Wahl einer besten Regel. So kann man
den höchstmöglichen Gewinn stärker oder den niedrigsten geringer wichten
(Übersicht bei Schneeweiß 1967).
Bei manchen Optimalitätskriterien, so z. B. beim Minimaxkriterium, kann die
„Mischung" zweier Regeln, d. h. die Befolgung einer Regel mit Wahrscheinlichkeit p und einer anderen mit Wahrscheinlichkeit 1 − p, das beste Verfahren
sein. Man spricht dann von einer randomisierten Entscheidungsfunktion.

Beispiel (1)
Es sei die Situation bei der ersten Koloskopie mit Probeexzisionen aus Poly-
pen bei Polyposis im Kolon angenommen. Das histologische Ergebnis kann
lauten „ + " (Karzinom) oder „ − " (kein Karzinom). Als Entscheidungsmög-
lichkeiten hat man „Op" (Operation), „E" (erneute Endoskopie mit Probeexzi-

Tabelle 12.1. Eigenschaften des Tests

P \ x	+	−
K	0,99	0,01
NK	0,10	0,90

Tabelle 12.2. Nutzenfunktion $U(P, d)$

P \ d	Op	E	∅
K	100	20	0
NK	5	50	10

Tabelle 12.3. Gewinne bei den möglichen Regeln Nr. 1–9

Nr.	(+)	(−)	$G(K, \delta)$	$G(NK, \delta)$	$\overline{G}_\delta$
1	Op	Op	100	5	24
2	Op	E	99,2	45,5	56,24
3	Op	∅	99	9,5	
4	E	Op	20,8	9,5	
5	E	E	20	50	44
6	E	∅	19,8	14	
7	∅	Op	1	5,5	
8	∅	E	0,2	46	
9	∅	∅	0	10	

sion nach 6 Monaten) bzw. „∅" (Wegschicken mit der Maßgabe, nur bei Beschwerden wiederzukommen).

Nennen wir das tatsächliche Vorliegen von Karzinom K, andernfalls NK, die Sensitivität sei Se = 0,99, die Spezifität Sp = 0,90. Die Eigenschaften des Tests sind in Tabelle 12.1 festgehalten. Die Nutzenfunktion zeigt Tabelle 12.2. In Tabelle 12.3 sind die Gewinne für die 3^2 möglichen Regeln (3 Maßnahmen bei 2 Testergebnissen) zusammengestellt. $\overline{G}_\delta$ ist für $\Pi_K = 0,2$ berechnet und nur für die „zulässigen" Regeln eingetragen. Zur Erläuterung sei die Berechnung von $G(K, \delta_2)$ ausgeführt.

$$G(K, \delta_2) = U(K, Op) \cdot P(K, +) + U(K, E) \cdot P(K, -)$$
$$= 100 \cdot 0,99 + 20 \cdot 0,01 = 99,2.$$

Das Ergebnis ist, daß δ_2 Bayes-optimal und δ_5 anscheinend minimax-optimal ist. Die Minimaxlösung ist aber eine randomisierte Entscheidungsfunktion,

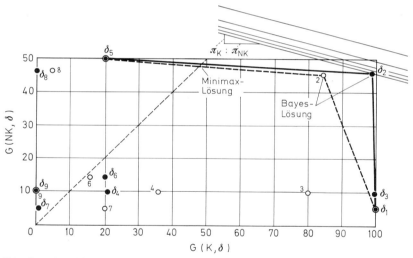

Abb. 12.1. Graphische Darstellung der Gewinne mit den 9 Entscheidungsregeln zu Beispiel 1.
Die „zulässigen" Regeln δ_1, δ_2, und δ_5 sind mit Linien verbunden. Dunkle Punkte zeigen die Gewinne bei einer Testsensitivität 0,99, helle Punkte gehören zu einem Test mit der Sensitivität 0,8.
Die Bayes-optimale Regel findet man durch Annähern einer Geraden mit der Steigung $-\Pi_K/\Pi_{NK}$, die minimaxoptimale Regel durch Schneiden des die zulässigen Regeln verbindenden Polygonzugs mit der Winkelhalbierenden, welche die Verbindungslinie der zu randomisierenden Regeln im umgekehrten Verhältnis ihrer Auswahlwahrscheinlichkeiten teilt

und zwar 0,358 δ_2 + 0,642 δ_5, was unter K und NK beidemal 48,39 ergibt. Man würde also nach Zufall in knapp 2 von 3 Fällen unabhängig vom histologischen Befund abwarten und nach 6 Monaten erneut untersuchen bzw. bei dem Rest aufgrund des histologischen Karzinombefunds sofort operieren (d. h. bei ⅔ der Fälle bräuchte man anläßlich der Endoskopie gar kein Gewebe zu entnehmen!).

Diskussion

Bei 2 Krankheiten (K, NK) lassen sich die Gewinne der Regeln in der Ebene darstellen (Abb. 12.1, dunkle Punkte). Man erkennt, daß die Punkte der „zulässigen" Regeln die anderen einhüllen. Die Minimaxlösung liegt da, wo die Winkelhalbierende die Verbindungslinie der Punkte der zulässigen Regeln schneidet, die Bayes-Lösung ist die Regel, deren Punkt eine Gerade mit der Steigung $- \Pi_K/(1 - \Pi_K)$, die von rechts oben genähert wird, zuerst berührt. Die Ergebnisse sind deutlich abhängig von der Nutzenfunktion (Tabelle 12.2). Wählt man z. B. mit Blick auf höhere Krebsheilungssicherheit bei geringem Operationsrisiko die Werte G(NK,Op) = 80 und G(K,E) = 0 (bei Belassen der übrigen Werte), so wäre nur noch δ_1 zulässig, alle anderen sind also gleichmäßig schlechter. Das bedeutete, man müßte nach der ersten Endoskopie ohne histologisches Ergebnis sofort operieren.

In diesem Beispiel würde sich eine realistischere Annahme über die Sensitivität, z. B. Se = 0,8, nicht deutlich auswirken (helle Punkte in Abb. 12.1), wiederum ist δ_2 Bayes-optimal, und als minimax-optimale Regel muß man ebenso eine aus δ_2 und δ_5 randomisierte Regel anwenden.

Reihenfolge von diagnostischen Tests

Auch für die Bewertung des Einsatzes diagnostischer Tests sind Nutzenwerte angesetzt worden, z. B. von Büttner (1982) in der Labormedizin. Hier soll ein wiederum sehr vereinfachtes Beispiel diskutiert werden, das nur 2 diagnostische Verfahren betrachtet.

Vorschalten eines Tests zum Ausschluß einer Krankheit

Gewöhnlich wird ein wenig aufwendiges und die Untersuchten nicht besonders belastendes Verfahren T_1 einem aufwendigeren Verfahren T_2 vorangestellt. Um bei Einsatz beider Verfahren die Aussagemöglichkeiten kennenzulernen, sind vom statistischen Modell her die Annahme der Unabhängigkeit der Befunderhebung mit beiden Tests notwendig. Ideal wäre sie erfüllt, wenn der mit T_2 diagnostizierende Arzt im Einzelfall jeweils nicht wüßte, welches Ergebnis T_1 ergeben hat (sog. Blindheit des Untersuchers).

Tabelle 12.4. Kennwerte bei 2 diagnostischen Tests (unter der Voraussetzung der *Unabhängigkeit* ihrer Auswertung; Prävalenz $p, q = 1 - p$)

Ergebnis (T_1, T_2)	Beide Male positiv	Mindestens einmal positiv		beide Male negativ	
Karzinom?	$(++)$	$(+-)$	$(-+)$	$(--)$	Σ
K	$Se_1 Se_2 p$	$Se_1(1-Se_2)p$	$(1-Se_1)Se_2 p$	$(1-Se_1)(1-Se_2)p$	p
NK	$(1-Sp_1)(1-Sp_2)q$	$(1-Sp_1)Sp_2 q$	$Sp_1(1-Sp_2)q$	$Sp_1 Sp_2 q$	q

Tabelle 12.5. Auswirkung verschiedenen Gebrauchs der diagnostischen Instrumente in Beispiel 2, bei dem 100000 über 50 Jahre alte Personen mit einem Fragebogen (T_1) oder mit der Gastroskopie (T_2) auf Magenkarzinom untersucht werden (Kennzahlen s. Text)

Ergebnis \ Verfahren	A Nur T_1	B T_2 nur bei T_1-Positiven	C Nur T_2
Kosten der Untersuchung (DM)	300000	903000	6000000
Gefundene Karzinomfälle	70	69	99
Übersehene Karzinomfälle	30	31	1
Falsch-positive Befunde	10000	10	100

Tabelle 12.4 läßt die Kennzahlen der durch Kombination von T_1 und T_2 zu gewinnenden Verfahren erkennen, z. B. steht die Sensitivität eines Verfahrens, das nur bei positivem Ausfall beider Tests die Krankheit diagnostiziert, als Faktor der Prävalenz p im linken oberen Feld, sie beträgt $Se_1 \cdot Se_2$. Für dieses Verfahren benötigt man die Untersuchung der mit T_1 Negativen nicht, man geht also vor wie aus Kap. 11, Abb. 11.4 ersichtlich. Man könnte aber auch alle Personen, die in mindestens einem Verfahren positiv befundet sind, als krank diagnostizieren, was die Sensitivität (auf Kosten der Spezifität!) erhöhen würde.

Beispiel (2) einer Früherkennungsaktion für das Magenkarzinom

In dem folgenden hypothetischen Beispiel soll die über 50jährige Bevölkerung einer Großstadt ($n = 100000$), bei der man 100 unbekannte Magenkarzinomträger annimmt ($p = 0,001$), mit einem Fragebogeninstrument T_1, das mit $Se_1 = 0,7$ die Magenkrebsfälle erkennt und eine Spezifität von $Sp_1 = 0,9$ haben möge, oder mit der Gastroskopie untersucht werden ($Se_2 = Sp_2 = 0,99$). Man erwägt (etwas unrealistisch), entweder alle 100000 Personen mit dem Fragebogen – ohne weitere Maßnahmen – zu untersuchen (Vorgehen A) oder nach der Fragebogenuntersuchung alle „Positiven" zu gastroskopieren (Vorgehen B) oder alle zu gastroskopieren (Vorgehen C). Tabelle 12.5 zeigt die Ergebnisse mit Kosten von DM 3,- für T_1 und DM 60,- für T_2. Folgekosten für die Weiteruntersuchung der falsch-positiven Befunde sind nicht eingesetzt. Sie sind sicher bei Verfahren A unvertretbar hoch.

Diskussion

Die Modellannahmen zu Beispiel 2, die über die schon besprochene Unabhängigkeitsforderung hinaus nicht unbestritten sind, betreffen die Konstanz der Testkennwerte. Die Gastroskopie kann z. B. möglicherweise nicht gleich sorgfältig erfolgen, wenn sie an allen 100000 Personen vorgenommen wird, statt nur an $N[Se_1 p + (1 - Sp_1) q] = 10060$ der nach dem Fragebogen Positiven. Vermutlich wird Se_2 unter Verfahren C kleiner sein als 0,99, da die Aufmerksamkeit bei kleinem p nachläßt, während bei Verfahren B eine „Anreicherung" der Kranken stattgefunden hat (70 der 10060 haben Magenkrebs), was die Aufmerksamkeit wachhält.

Schlußbemerkung

Die Untersuchung diagnostischer Strategien kann auch informationstheoretische Ansätze einbeziehen (Jesdinsky 1972); sie wurde hier bewußt einfach gehalten. Man muß abschließend feststellen, daß noch viel Arbeit auf dem Gebiet diagnostischer Strategien zu leisten ist; insbesondere bedarf es einer verstärkten Gewinnung empirischer Daten. Versuchspläne, wie sie für therapeutische Untersuchungen existieren, werden in der Literatur kaum erörtert. Hier ist ebenfalls noch viel zu tun. Bedenkt man z. B. die Forderung der Blindheit, des Augenverschließens gegenüber schon vorhandenen Untersuchungsergebnissen, die theoretisch geboten scheint, so wird man unter pragmatischen Gesichtspunkten diese wieder fallen zu lassen haben, denn in praxi schreitet der diagnostische Prozeß ja gerade in Kenntnis bereits vorhandenen Wissens fort.

Literatur

Büttner H (1982) Anwendung entscheidungstheoretischer Methoden. In: Lang H et al. (Hrsg) Strategien für den Einsatz klinisch-chemischer Untersuchungen. Springer, Berlin Heidelberg New York, S 63–78
Doubilet P (1983) A mathematical approach to interpretation and selection of diagnostic tests. Med Decis Making 3: 177–195

Jesdinsky HJ (1972) Diagnose-Modelle in der Medizin. Methods Inf Med 1: 48–59

Lindley DV (1971) Making decisions. Wiley, New York

Lusted L (1968) Introduction to medical decision making. Thomas, Springfield

Neumann J von, Morgenstern O (1953) Theory of games and economic behaviour. Princeton Univ Press, Princeton

Raiffa H, Schlaifer R (1961) Applied statistical decision theory. Harvard University Press, Boston

Schneeweiß H (1967) Entscheidungskriterien bei Risiko. Springer, Berlin Heidelberg New York

Sonnenberg A (1984) Endoscopic screening for gastric stump cancer. Would it be beneficial? A hypothetic cohort study. Gastroenterology 87: 489–495

Wald A (1950) Statistical decision functions. Wiley, New York

Walter E (1970) Grundbegriffe der Entscheidungstheorie. In: Walter E (Hrsg) Statistische Methoden I – Grundlagen und Versuchsplanung. Springer, Berlin Heidelberg New York, S 183–187 (Lecture Notes in Operations Research and Mathematical Systems, No. 38)

13. Allgemeine Grundlagen klinischer Studien über diagnostische Verfahren*

Ch. OHMANN, W. LORENZ

Die Bewertung von diagnostischen Verfahren gehört zu den Stiefkindern der klinischen Forschung. Neue Therapien werden unter Verwendung der ausgereiften Methodologie der kontrollierten Therapiestudien sorgfältig getestet. Aber für die Beurteilung diagnostischer Methoden sind bisher keine Standards festgelegt worden (Editorial 1979). Eine Fülle unterschiedlicher methodischer Ansätze werden derzeit verwendet, um die Zuverlässigkeit und Richtigkeit von einzelnen Diagnoseverfahren oder von Kombinationen diagnostischer Tests zu untersuchen. Das Spektrum umfaßt dabei klinische Studien mit und ohne Vergleichsgruppen, prospektive und retrospektive Studien, randomisierte Studien sowie Studien mit Individualvergleich und vieles andere mehr (Lorenz und Ohmann 1983).

In dieser Arbeit soll versucht werden, die Vielfalt der methodischen Ansätze speziell auf dem Gebiet der bildgebenden Verfahren in der Onkologie darzustellen, kontroverse Standpunkte zu diskutieren und eine vereinheitlichende Klassifikation von Diagnosestudien mit Angabe von Qualitätsmerkmalen anzugeben.

Besondere Merkmale bildgebender Verfahren

Die Entwicklung und Beurteilung diagnostischer Information ist bei den in den letzten Jahren immer mehr propagierten und angewandten neuen bildgebenden Verfahren, wie z. B. Ultraschall, Computertomographie und Kernspintomographie, um ein Vielfaches schwieriger als z. B. bei herkömmlichen Labortests (Galen u. Gambino 1979).

Im Vergleich zu einer Bestimmung einer biochemischen Serumkonzentration oder einer Zählung von Leukozyten ist das Bild ein relativ komplexes Produkt. Es existiert keine natürliche Skala, die als passende Separatorvariable zwischen Kranken und Gesunden dienen kann. Während bei Laborwerten das Problem im wesentlichen darin besteht, geeignete Schwellenwerte („cutoff

* Mit Unterstützung durch die Deutsche Forschungsgemeinschaft (Oh 39/1-1).

points") auf einer kontinuierlichen Skala von Meßwerten zu finden, sind bei einem Bild diagnostische Merkmale und ihre Meßvorschrift zunächst einmal zu definieren (McNeil et al. 1975). So sind z. B. nichtvaskuläre Verkalkungen bei der Mammographie ein bedeutender differentialdiagnostischer Faktor. Diese Verkalkungen können als punktförmig, ringförmig, linear oder als größeres Konglomerat charakterisiert werden. Jedes Zeichen für sich kann als vorhanden oder nicht vorhanden gewertet oder graduiert auf einer Rangskala eingestuft werden. Alle Zeichen zusammen beinhalten Informationen über diesen Faktor (Goin u. DeSmet 1982).

Daraus ergibt sich, daß bei bildgebenden Verfahren stets ein erfahrener Beobachter nötig ist, um das Testresultat zu analysieren. Damit ist ein bildgebendes Verfahren nicht nur ein diagnostisches Testsystem, sondern stets ein komplexes, kombiniertes Beobachter-Testsystem (Fineberg 1979). Klinische Studien zur Bewertung neuer bildgebender Verfahren müssen dieser besonderen Problematik Rechnung tragen.

Grundsätzliche Strategien von Diagnosestudien

Die Entwicklung eines diagnostischen Tests ist grundsätzlich von der Prüfung oder Erprobung dieses Tests in der Klinik zu unterscheiden. Um nicht verfälschende und meist überoptimistische Ergebnisse zu erhalten, empfiehlt es sich, die Prüfung eines diagnostischen Tests an einem Kollektiv vorzunehmen, an dem der Test nicht gleichzeitig entwickelt wurde (Habbema et al. 1978). Eine brauchbare Strategie wäre z. B. die Erzeugung von Hypothesen über den Wert eines diagnostischen Verfahrens aufgrund einer retrospektiven Fallkontrollstudie und die anschließende Überprüfung dieser Hypothesen anhand einer prospektiven Validierungsstudie (Lorenz u. Ohmann 1983). Diese Vorgehensweise eröffnet die Möglichkeit, bei Patienten mit bekannter Enddiagnose den Informationsgehalt eines diagnostischen Verfahrens mit Hilfe von retrolektivem Datenmaterial zu untersuchen und hinsichtlich der richtigen Trefferquote der diagnostischen Vorhersage zu maximieren.

Dieses Prinzip wurde u. a. bei einer Studie zur Diagnose der Rezidivblutung bei Patienten mit oberer Gastrointestinalblutung realisiert (Thon et al. 1984). In einer retrospektiven Fallkontrollstudie wurde zunächst die Bedeutung einzelner klinischer Parameter, wie z. B. Blutdruckabfall, Pulsanstieg, Hb-Abfall, ZVD-Abfall etc., für eine frühe Diagnose des erneuten Blutungsereignisses untersucht und daraus mit Hilfe von Methoden der klinischen Entscheidungsfindung (McNeil et al. 1975) ein Überwachungssystem entwickelt, das eine möglichst hohe Trefferquote für die frühe Diagnose der Rezidivblutung versprach. Dieses Überwachungssystem wurde dann in einer prospektiven Studie getestet, wobei die erzielte Sensibilität von 70% und die Spezifität von 82% tatsächlich die positiven Ergebnisse der retrospektiven Studie bestätigte (Thon et al. 1984).

Wesentliches Element der Diagnosestudien ist der Vergleich. Klinische Untersuchungen über die Wirksamkeit diagnostischer Tests haben oft irreführende Resultate erbracht, so daß ursprünglich als wertvoll angesehene Tests später als wertlos abgelehnt werden mußten. Einer der Hauptgründe hierfür ist das Fehlen oder die Auswahl ungeeigneter Kontrollen zur Verifizierung von diagnostischen Vorhersagen (Ransohoff 1978). Um eine statistische Schätzung der üblichen Maße diagnostischer Information zu erhalten (z. B. Sensibilität, Spezifität, Richtigkeit und Vorhersagewert), ist der Beweis der diagnostischen Vorhersage unbedingt erforderlich (Fineberg 1979). Ähnlich wie bei der Beurteilung computerunterstützter Diagnosevorhersagen, basierend auf Methoden der klinischen Entscheidungsfindung (Ohmann et al. 1983), ist bei der Entwicklung diagnostischer Information von bildgebenden Verfahren oder anderen Tests der Vergleich mit der tatsächlichen Diagnose bzw. der klinischen Enddiagnose („diagnostic truth") ein erster notwendiger Schritt (Spiegelhalter 1983).

Im Zuge der weiteren Beurteilung neuer diagnostischer Verfahren ist über den Vergleich mit einem diagnostischen Standard (Enddiagnose) hinaus der Vergleich mit einem konkurrierenden Diagnoseverfahren anzustreben. Beispiele hierfür sind der Vergleich von Endoskopie und Röntgen bei der oberen Gastrointestinalblutung (Dronfield et al. 1977) oder der Vergleich von Sonographie und Computertomographie bei Patienten mit vermuteter Pankreaserkrankung (Fineberg 1979). Für den Vergleich mit einem konkurrierenden Diagnoseverfahren gibt es verschiedene methodische Ansätze, deren Vor- und Nachteile später diskutiert werden.

Methodische Qualitätsmerkmale von Diagnosestudien

Die allgemeinen methodischen Qualitätsmerkmale von Diagnosestudien stimmen im wesentlichen mit denen von kontrollierten Therapiestudien überein. In Tabelle 13.1 sind diese Merkmale aufgeführt. So ist eine gezielte Fragestellung mit statistischen Hypothesen über die interessierenden Endpunkte einer mehr allgemeinen Fragestellung, die in Wirklichkeit ein ganzes Konglomerat von Einzelfragen enthält, vorzuziehen (Biefang et al. 1979; Lorenz u. Ohmann 1983). Unbedingte Voraussetzung jeder klinischen Studie, aber insbesondere von Diagnosestudien, sollte weiterhin eine möglichst exakte Definition der Terminologie sein. Die World Organization of Gastroenterology Survey of Upper Gastrointestinal Bleeding hat diese Problematik besonders eindringlich

aufgezeigt und Lösungsansätze in Form einer standardisierten Terminologie für das Gebiet der oberen Gastrointestinalblutung angeboten (de Dombal et al. 1981).
Auf die Bedeutung der Vergleichsgruppenbildung für die Beurteilung von diagnostischen Verfahren wurde schon hingewiesen. Studien, die sich ohne jeden Vergleich nur auf einen Fall oder eine Gruppe beziehen, sind von fragwürdigem Wert (Lorenz u. Ohmann 1983).
Da es auch in einer gutgeführten Klinik nur eine fachgerechte Dokumentation, aber nicht eine an dem speziellen diagnostischen Problem orientierte sachgerechte Dokumentation gibt, ist die prolektive Datensammlung der retrolektiven Datensammlung vorzuziehen (Feinstein 1977). Hier hat man auf die Qualität und Vollständigkeit der Daten einen Einfluß, was bei Daten aus Krankengeschichten nicht mehr möglich ist.
Von besonderer Bedeutung ist die Patientenselektion. Nur bei genauer Kenntnis der Ein- und Ausschlußkriterien für die Studienpatienten läßt sich der Selektionsprozeß für andere durchschaubar und interpretierbar machen. Die präzise und umfassende Beschreibung des Krankenguts (auch der ausgeschlossenen Patienten!) ist die notwendige Voraussetzung für die Übertragbarkeit der Ergebnisse einer Diagnosestudie auf neue Patienten (Lorenz u. Ohmann 1983).
Weitere positive Qualitätsmerkmale von Diagnosestudien sind die Untersuchung und Einbeziehung von Beobachtervariation und Ausbildungsstand des Untersuchers, die Festlegung des Stichprobenumfangs, die Verwendung des Blindansatzes zur Sicherung einer unverfälschten Beobachtung und die Einhaltung der Beobachtungsgleichheit für alle Patienten (Biefang et al. 1979; Editorial 1979; Lorenz u. Ohmann 1983; Rohde et al. 1978).

Tabelle 13.1. Methodische Qualitätsmerkmale von Diagnosestudien. (Mod. nach Lorenz u. Ohmann 1983)

Positiv	Negativ
– gezielte Fragestellung	– allgemeine Fragestellung
– standardisierte Terminologie	– keine Definitionen
– Vergleichsgruppe	– keine Vergleichsgruppe
– prolektive Datensammlung	– retrolektive Datensammlung
– bekannte Patientenselektion	– unbekannte Selektion
– Beobachtervariation untersucht	– Variation ignoriert
– Stichprobenumfang festgelegt	– Stichprobenumfang unbestimmt
– Beobachtungsgleichheit	– keine Beobachtungsgleichheit

Zielsetzung von Diagnosestudien

Um zu einer Beurteilung des Wertes eines diagnostischen Verfahrens kommen
zu können, sind klinische Studien mit unterschiedlicher Zielrichtung erforderlich. Nachfolgende Übersicht führt die beiden Hauptrichtungen auf, nach denen Diagnosestudien in der Regel ausgerichtet sind. Der weitaus überwiegen-
dere Teil der Diagnosestudien untersucht den Informationsgehalt eines oder
mehrerer diagnostischer Verfahren.

Klassifikation von Diagnosestudien nach ihrer Zielsetzung

(Untersuchungsgegenstand der Studie)

Informationsgehalt des diagnostischen Verfahrens unter
- experimentellen Bedingungen,
- klinischen Bedingungen.

Nützlichkeit des diagnostischen Verfahrens für
- Diagnosestellung,
- Therapiewahl,
- Ausgang der Krankheit.

Studien zum Informationsgehalt von diagnostischen Verfahren

Diese Untersuchungen können entweder unter experimentellen Bedingungen
oder unter klinischen Bedingungen erfolgen (Fineberg 1979). In einer Studie
zur Diagnostik der oberen Gastrointestinalblutung beispielsweise würde die
Notfallendoskopie unter klinischen Bedingungen als ein zusätzliches Diagnoseverfahren im Anschluß an das übliche diagnostische Vorgehen, bestehend
aus Anamnese, klinischen Untersuchungen, Laboruntersuchungen, Magen-
schlauch und Röntgen, untersucht, wobei dem Kliniker sämtliche diagnostische Informationen zur Verfügung stehen. Bei einer Studie unter experimentellen Bedingungen dagegen würde die Notfallendoskopie als ein vom ge-
meinsamen Vorgehen isoliertes Diagnoseinstrument betrachtet und unter kontrollierten Bedingungen (z. B. keine weitere Information) untersucht (Rohde et
al. 1978).
Studien unter klinischen und experimentellen Bedingungen sind nicht als sich
gegenseitig ausschließende Ansätze zu verstehen, sondern liefern ergänzende
Information bei der Entwicklung und Beurteilung von diagnostischen Tests.
Der Vorteil des experimentellen Ansatzes liegt darin, daß die Beobachtungsbedingungen standardisiert und Fremdeinflüsse ausgeschaltet werden können. Damit läßt sich der reine (isolierte) Informationsgehalt eines diagnosti-

schen Verfahrens messen (Fineberg 1979). Mit experimentellen Studien läßt sich zwar die Frage beantworten, was ein diagnostisches Verfahren leistet, wenn es als alleiniges diagnostisches Instrumentarium verwendet wird, aber nicht, was das diagnostische Verfahren in der Routine leisten kann. Es ist sowohl denkbar, daß ein sehr guter Test einen geringen Informationswert hat, wenn der Arzt hinsichtlich der Diagnose sicher ist, als auch, daß der Informationsgehalt bei Vorinformationen größer werden kann. Bei Studien unter klinischen Bedingungen dagegen ist die klinische Relevanz beurteilbar, aber in den meisten Fällen der Informationsgehalt des diagnostischen Verfahrens nicht mehr meßbar.

Soll der Informationsgehalt zweier diagnostischer Verfahren in einer Studie miteinander verglichen werden, so empfehlen sich zwei Strategien. Entweder eine randomisierte Zuteilung der Diagnoseverfahren mit dem Effekt, daß ein Teil der Patienten mit einem und ein anderer Teil mit einem andern Verfahren untersucht wird, oder ein Individualvergleich, bei dem der Patient hintereinander mit beiden Verfahren behandelt wird. Da bei einem Individualvergleich beide Verfahren an den gleichen Patienten geprüft werden, sind insgesamt weniger Patienten nötig, um zu schlüssigen Aussagen zu kommen. Allerdings ist eine Trennung der diagnostischen Information erforderlich, um die Beobachtungsgleichheit zu wahren. Weiterhin ist bei einem Individualvergleich von einer zusätzlichen Belästigung und Gefährdung des Patienten auszugehen. Die streng zufällige Zuteilung (Randomisierung) erlaubt andererseits zwar die Beurteilung der Nützlichkeit der diagnostischen Verfahren für die Klinik, da keine Information unterdrückt zu werden braucht, erfordert insgesamt aber mehr Patienten.

Von den zahlreichen statistischen Maßen für den Informationsgehalt eines diagnostischen Verfahrens sind die Sensibilität, die Spezifität und der Vorhersagewert die am häufigsten verwendeten (Feinstein 1977; Galen u. Gambino 1979; Köbberling 1982; McNeil et al. 1975; Vecchio 1966). Darüber hinaus gibt es eine Fülle weiterer statistischer Indizes, wie z. B. den Youden-Index (Youden 1950). Bei quantitativem Testausgang ist eine Auswertung anhand von Operator-Annahme-Kennlinien („ROC curves") sinnvoll (McNeil et al. 1975), eine Methode, die ebenfalls Anwendung bei der Untersuchung der Beobachtervariation findet (Lusted 1972).

Studien zur Nützlichkeit von diagnostischen Verfahren

Der Nachweis eines hohen Informationsgehalts eines diagnostischen Tests für ein differentialdiagnostisches Problem, gemessen beispielsweise durch eine hohe Sensibilität und Spezifität, bedeutet nicht unmittelbar einen Nutzen dieses Verfahrens bei der Anwendung im klinischen Alltag.

Klassisches Beispiel hierfür ist die Diskussion zur Bedeutung der Endoskopie bei der Diagnose einer oberen Gastrointestinalblutung. Der größte Teil der Studien, die die diagnostische Richtigkeit der Endoskopie und der Röntgenuntersuchung verglichen haben, haben eindeutig die Überlegenheit der Endoskopie demonstriert (Morissey 1981). Dennoch existieren äußerst kontroverse Standpunkte darüber, ob die verbesserte Diagnosestellung durch die Endoskopie überhaupt einen positiven Einfluß auf den Verlauf der Krankheit und damit einen Wert für den Patienten haben kann (Editorial 1981). Der Eindruck, daß in vielen Fällen diagnostische Prozeduren zu häufig und ohne Nutzen für den einzelnen Patienten angefordert werden, hat insbesondere bei den Röntgenuntersuchungen schon früh zu Studien über deren Nützlichkeit geführt (Bell u. Loop 1971). Diese Studien haben das American College of Radiology stimuliert, Richtlinien für die Beurteilung der Wirksamkeit von radiologischen diagnostischen Methoden zu entwickeln (Loop u. Lusted 1978). Die dort definierte Hierarchie von Stufen der Nützlichkeit stellt heute einen Standard bei der Beurteilung von diagnostischen Verfahren dar, insbesondere auch bei den neuen bildgebenden Verfahren. Nachfolgend zitieren wir die von Loop u. Lusted (1978) genannten *3 Nützlichkeits- oder Wirksamkeitsstufen diagnostischer Verfahren:*

Stufe 1:   Der Arzt ändert sein *diagnostisches Vorgehen* aufgrund von Informationen, die durch das Diagnoseverfahren bereitgestellt wurden.

Stufe 2:   Der Arzt ändert sein *geplantes Therapiekonzept* aufgrund von Informationen, die durch das Diagnoseverfahren bereitgestellt wurden.

Stufe 3:   Die Anwendung des Diagnoseverfahrens wirkt sich positiv auf den *Ausgang der Krankheit* aus.

Man spricht von Stufe-1-Nützlichkeit, wenn der Arzt sein diagnostisches Vorgehen aufgrund von Informationen, die durch das Diagnoseverfahren bereitgestellt wurden, ändert. Ansätze zum Nachweis der Stufe-1-Nützlichkeit könnten in der Schätzung der Diagnosewahrscheinlichkeiten vor und nach Anwendung des neuen Verfahrens oder durch Ermittlung der Änderungen beim diagnostischen Vorgehen unter dem neuen Diagnoseverfahren liegen. Bei der nächsten Stufe der Nützlichkeit (Stufe 2) ändert der Arzt sein geplantes Therapiekonzept aufgrund von Informationen, die durch das Diagnoseverfahren bereitgestellt wurden. Hier könnte der Nachweis einmal durch Notieren des Therapieplans vor der Anwendung oder beispielsweise durch Vergleich der durchgeführten Therapien in einer kontrollierten klinischen Studie mit dem und ohne das diagnostische Verfahren erfolgen.

Stufe-3-Nützlichkeit eines diagnostischen Verfahrens liegt dann vor, wenn sich die Anwendung positiv auf den Ausgang der Krankheit auswirkt. Wegen des Einflusses vieler Faktoren ist der Nachweis der Stufe-3-Nützlichkeit bisher erst ansatzweise gelöst worden.

Beispiele und Schlußfolgerungen

Anhand von 3 charakteristischen Studien aus der Literatur sollen die in dieser Arbeit angegebenen methodischen Qualitätsmerkmale und die Klassifikation von Diagnosestudien nach ihrer Zielsetzung diskutiert werden. Die von Dronfield et al. 1977 publizierte Studie zum Vergleich von Endoskopie und Röntgen bei der oberen Gastrointestinalblutung weist die nachfolgend dargestellten Merkmale auf:

1. Prospektives Vorgehen.
2. Vergleich zweier Diagnoseverfahren (Endoskopie, Röntgen).
3. Randomisierte Zuteilung der Patienten.
4. Bestimmung der Richtigkeit an einem diagnostischen Standard (Operation, Autopsie).
5. Untersuchung der Konsequenzen (Operationsrate, Letalität, Dauer des Krankenhausaufenthalts).

Diese Aufzählung enthält u. a. als positive Qualitätsmerkmale das prospektive Vorgehen und die randomisierte Zuteilung und als negative Qualitätsmerkmale den unvollständigen Vergleich mit einem diagnostischen Standard und die Vorselektion der Patienten aus verschiedenen Gründen (Conn 1981). Der Untersuchungsgegenstand der Studie ist primär der Informationsgehalt der diagnostischen Verfahren unter klinischen Bedingungen (vgl. Übersicht S. 102). Dieser Ansatz erlaubt grundsätzlich eine Beurteilung der klinischen Relevanz, was in dieser Studie im Hinblick auf die Operationsrate, die Letalität und die Dauer des Krankenhausaufenthalts versucht wurde. Allerdings kann der negative Nachweis der Stufe-2-Nützlichkeit (Einfluß auf die Therapie) und der Stufe-3-Nützlichkeit (Einfluß auf die Prognose) nicht als schlüssig erachtet werden (Conn 1981). Neue Untersuchungen zeigen, daß der Informationsgehalt der Endoskopie weit über das Feststellen einer Läsion hinausgeht und daß die Endoskopie zusätzlich prognostische Information liefern kann (Griffiths et al. 1979). Ein Diagnoseverfahren kann erst dann endgültig beurteilt werden, wenn der volle Informationsgehalt bekannt ist und diese Information in neue Therapiekonzepte umgesetzt wurde. Dies ist in einigen Studien versucht worden, wobei sich entgegen der früheren Erfahrungen eine Stufe-3-Nützlichkeit der Endoskopie ergab (Editorial 1984; Stöltzing et al. 1984). In der Studie von Baker u. Way (1978) steht die Beurteilung der Nützlichkeit der *Computertomographie bei einem allgemeineren Krankengut* sowie ein *Vergleich mit der Ultraschalluntersuchung* im Vordergrund:

1. Retrospektives Vorgehen.
2. Vergleich zweier Diagnoseverfahren (Computertomographie, Sonographie).
3. Untersuchung von Patienten, auf die beide Diagnoseverfahren angewandt wurden (Individualvergleich).
4. Bestimmung der Richtigkeit an einem diagnostischen Standard (Laparatomie, Autopsie, klinischer Verlauf).
5. Untersuchung der Konsequenzen (diagnostisches Vorgehen, Therapiewahl, Ausgang der Krankheit, Kosten).

Die Autoren schließen, daß die Computertomographie bei ihrem Krankengut dem Ultraschall nicht überlegen ist und daß die CT-Untersuchung bei nur 16% der Patienten zu einer Änderung der Therapie und bei 1% der Patienten zu einem Erfolg der Behandlung geführt hat. Es handelt sich hierbei um eine der ersten Studien, die systematisch die Nützlichkeit der CT untersucht haben. Der rein retrospektive Charakter der Studie läßt allerdings viele Fragen offen, so z. B., warum bei einigen Patienten CT und Ultraschall und bei anderen Patienten nur CT angefordert wurde und welches Vertrauen der Arzt in die jeweiligen diagnostischen Tests gesetzt hat (Way u. Baker 1979). Die heftige Diskussion um diese Studie macht einmal mehr deutlich, daß retrospektive Studien dem sinnvollen Prozeß der Hypothesenbildung dienen und weitergehende Schlußfolgerungen prospektiven Studien überlassen werden sollten (Lorenz u. Ohmann 1983).
Die Bestimmung des Informationsgehalts von *CT und Ultraschall für die Differentialdiagnose bei vermuteten Pankreaserkrankungen* bildet den Gegenstand der Untersuchung in der Studie von Fineberg (1979):

1. Gemischt retrospektives/prospektives Vorgehen.
2. Vergleich zweier Diagnoseverfahren (Computertomographie, Sonographie).
3. Untersuchung von Patienten, auf die beide Diagnoseverfahren angewandt wurden (Individualvergleich).
4. Kontrollierte Beobachtungsbedingungen („blindes" Lesen von Ultraschall- und CT-Bildern).

5. Bestimmung der Richtigkeit in Abhängigkeit vom Ausbildungsstand des Untersuchers an einem diagnostischen Standard (Autopsie, Biopsie, Operation).

Unter experimentellen Bedingungen, realisiert durch „blindes" Lesen von in randomisierter Reihenfolge vorgelegten und den Radiologen unbekannten Ultraschall- und CT-Bildern, wird in dieser Studie versucht, die Richtigkeit der diagnostischen Vorhersage in Abhängigkeit vom Ausbildungsstand des Untersuchers und in Abhängigkeit vom Grad der Information (z. B. diagnostische Vorhersage des Klinikers vor und nach CT) zu ermitteln. Der Vergleich verschiedener Beobachter ist u. a. nützlich für die Selbstbeurteilung der Diskriminierungsfähigkeit und für die Ausbildung weniger erfahrener Ärzte (Lusted 1972). Die Bestimmung all dieser Komponenten der diagnostischen Information, die durch einen Test bereitgestellt wird, stellt zwar keinen Indikator für die klinische Nützlichkeit dar, aber sie ist eine notwendige Voraussetzung für die Durchführung von Nützlichkeitsstudien.

Die hier aufgeführten Beispiele verschiedener Typen von Diagnosestudien zeigen einmal mehr die Vielfalt von methodischen Ansätzen mit ihren daraus resultierenden besonderen Schwierigkeiten und Möglichkeiten. Im Zuge einer umfassenden Beurteilung eines diagnostischen Verfahrens, das die Bestimmung des Informationsgehalts unter klinischen und experimentellen Bedingungen und die Untersuchung der Nützlichkeit auf die Diagnosestellung, die Therapiewahl, den Ausgang der Krankheit und die Kosten einschließen sollte, sind diese unterschiedlichen Studientypen aber ein notwendiger und unverzichtbarer Bestandteil.

Literatur

Baker C, Way LW (1978) Clinical utility of CAT body scans. Am J Surg 136: 37–43
Bell RS, Loop JW (1971) The utility and futility of radiagraphic skull examination for trauma. N Engl J Med 284: 236–239
Biefang S, Köpcke W, Schreiber MA (1979) Manual für die Planung und Durchführung von Therapiestudien. Springer, Berlin Heidelberg New York
Conn HO (1981) To scope or not to scope. N Engl J Med 304: 967–969
deDombal FT, Morgan AG, Staniland JR, Ohmann Ch (1981) Clinical features – computer analysis. In: Dykes PW, Keighley MRB (eds) Gastrointestinal haemorrhage. Wright, Bristol, pp 155–165
Dronfield MW, McIllmurray MB, Ferguson R, Atkinson M, Langman MJS (1977) A prospective, randomised study of endoscopy and radiology in acute upper-gastrointestinaltract bleeding. Lancet I: 1167–1169
Editorial (1979) The value of diagnostic tests. Lancet I: 809–810
Editorial (1981) Management of gastrointestinal bleeding. Br Med J 283: 456–457

Editorial (1984) Bleeding ulcers: Scope for improvement? Lancet I: 715–717

Feinstein AR (1977) Clinical biostatistics. Mosby, St. Louis

Fineberg HV (1979) Assessing the contribution of imaging tests: Computed tomography and ultrasound of the pancreas. In: Alperovitch A, deDombal FT, Gremy F (eds) Evaluation of efficacy of medical action. North Holland, Amsterdam New York Oxford, pp 149–164

Galen RS, Gambino SR (1979) Norm und Normabweichung klinischer Daten. Fischer, Stuttgart New York

Goin JE, DeSmet AA (1982) Diagnostic imaging system evaluation. Med Decis Making 2: 311–321

Griffiths WJ, Neumann DA, Welsh JD (1979) The visible vessel as an indicator of uncontrolled or recurrent gastrointestinal haemorrhage. N Engl J Med 300: 1411–1413

Habbema JDF, Hilden J, Bjerregaard B (1978) The measurement of performance in probabilistic diagnosis. I. The problem, descriptive tools, and measures based on classification matrices. Methods Inf Med 17: 217–226

Köbberling J (1982) Der prädiktive Wert diagnostischer Maßnahmen. Dtsch Med Wochenschr 107: 591–595

Loop JW, Lusted LB (1978) American college of radiology diagnostic efficacy studies. AJR 131: 173–179

Lorenz W, Ohmann Ch (1983) Methodische Formen klinischer Studien in der Chirurgie: Indikation und Bewertung. Chirurg 54: 189–195

Lusted LB (1972) Observer error, signal detectability and medical decision-making. In: Jacquez JA (ed) Computer diagnosis and diagnostic methods. Thomas, Springfield

McNeil BJ, Keeler E, Adelstein SJ (1975) Primer on certain elements of medical decision making. N Engl J Med 293: 211–215

Morissey JF (1981) Clinical approach to diagnostic endoscopy in patients with upper gastrointestinal bleeding. Dig Dis Sci 26: 6s–11s

Ohmann Ch, Thon K, Stöltzing H, Yang Qin, Lorenz W (1983) Klinische und computerunterstützte Diagnose bei oberer Gastrointestinalblutung. Dtsch Med Wochenschr 108: 1484–1486

Ransohoff DF (1978) Problems of spectrum and bias in evaluating the efficiency of diagnostic tests. N Engl J Med 299: 926–930

Rohde H, Troidl H, Lorenz W, Fischer M, Vestweber KH (1978) Neue Ansätze zur Frage: Hat die Notfallendoskopie für den Chirurgen Bedeutung? Med Klin 73: 773–780

Spiegelhalter DJ (1983) A structure for the evaluation of decision technology. Med Decis Making 3: 393

Stöltzing H, Thon K, Ohmann Ch, Lorenz W, Röher HD (1984) Notfallendoskopie und chirurgische Taktik bei der Ulcusblutung: Ergebnisse einer prospektiven Studie. Langenbecks Arch Chir Forum, S 155–158

Thon K, Ohmann Ch, Stöltzing H, Gehling H, Lorenz W, Röher HD (1984) Monitoring of patients with upper gastrointestinal bleeding based on clinical parameters. Dig Surg 2: 77–78

Vecchio TJ (1966) Predictive value of a single diagnostic test. N Engl J Med 274: 1171–1173

Way LW, Baker C (1979) Problems in determining the utility of CT body scans. Stanley RJ: Comment. Way LW, Baker C: Reply of the authors. Gastroenterology 77: 195–197

Youden WJ (1950) Index for rating diagnostic tests. Cancer 3: 32–35

14. Ausgewählte Probleme des Studienprotokolls für Diagnosestudien

H. K. SELBMANN

Einleitung

Wann immer die Rede von der diagnostischen Qualität bildgebender Verfahren ist, taucht die in der Tat eindrucksvolle Abbildung von Lusted (1960) auf (Abb. 14.1), in der die Falsch-positiv- und die Falsch-negativ-Raten verschiedener röntgenologischer Studien zur Erkennung von Lungentuberkulosen graphisch dargestellt sind. Die Punkte scheinen alle auf einer Kurve, der ROC- („receiver operating characteristic"-)Kurve zu liegen. Ihre Entstehung hat man sich so vorzustellen: Jeder Arzt bildet den Informationsgehalt der Röntgenaufnahme unbewußt auf einer Skala ab und wählt dort je nach Abwägung des Schadens der falsch-negativen und der falsch-positiven Befunde einen eigenen Schwellenwert aus, der dann zu einer bestimmten Sensitivität (Se) und einer bestimmten Spezifität (Sp) seiner Diagnostik führt. Die Qualität bildge-

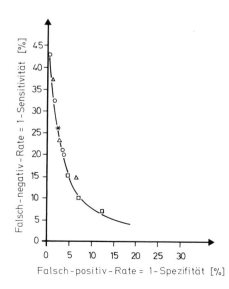

Abb. 14.1. Interpretation von Photofluorogrammen bei Lungentuberkulosen. (Nach Lusted 1960)

bender Verfahren läßt sich also nicht mit einer Angabe zur Sensitivität und einer zur Spezifität beschreiben, sondern verlangt die Betrachtung der ganzen ROC-Kurve.

Man kann nun in der Praxis beobachten, daß bei niedriger Prävalenz (p) der gesuchten Erkrankung im Untersuchungsgut der Schwellenwert zugunsten einer Erhöhung der Spezifität bzw. einer Erniedrigung der Sensitivität unbewußt verschoben wird. Lent u. Meyer (1978) konnten z. B. zeigen, daß bei Kliniken mit häufigeren Prostatakarzinomdiagnosen die Sensitivität der rektalen Palpation bei 76%, die Spezifität bei 69% lag. Die einweisenden Ärzte arbeiteten dagegen mit einer Sensitivität von nur 44%, dafür aber mit einer Spezifität von 81%. Der Grund ist u. a. in der übergroßen Häufigkeit von Mißerfolgserlebnissen bei niedrigen Krankheitsprävalenzen zu suchen.

Der positive prädiktive Wert eines Diagnoseverfahrens berechnet sich nach der Formel

$$V_+ = \frac{Se \cdot p}{Se \cdot p + (1-Sp)\,(1\text{-}p)}$$

und gibt an, wie oft bei einem positiven Befund des Diagnoseverfahrens auch tatsächlich ein Krankheitsbefund vorliegt. Das Mißerfolgserlebnis hat eine Häufigkeit von $1-V_+$ und ist bei konstanter Sensitivität und Spezifität immer noch stark von der Prävalenz abhängig, wie Abb. 14.2 demonstriert. Will man eine multizentrische Diagnosestudie durchführen, wird man also auf die Krankheitsprävalenzen in den einzelnen Zentren besonders achtgeben müssen, um nicht dieser unbewußten Verschiebung des Schwellenwertes aufzusitzen.

Tabelle 14.1. Abhängigkeit der resultierenden Sensitivität von der Zusammensetzung des Patientenguts

Stadium I Se = 50%	Stadium II Se = 65%	Stadium III Se = 80%	Stadium IV Se = 95%	Resultierende Sensitivität [%]
1	3	9	27	88,3
1	2	4	8	84,0
1	2	3	4	80,0
1	1	1	1	72,5
4	3	2	1	65,0
8	4	2	1	61,0
27	9	3	1	56,8

Zusammensetzung des Patientenguts

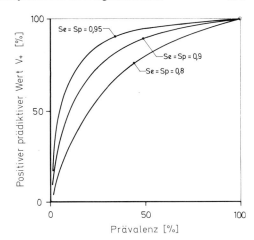

Abb. 14.2. Abhängigkeit des positiven prädiktiven Wertes von der Prävalenz der Erkrankung

Die Sensitivität eines Diagnoseverfahrens ist aber auch von der Erkennbarkeit der Erkrankung abhängig, die i. allg. mit deren Schweregrad zunimmt. Die Zusammensetzung des Patientenguts nach dem Schweregrad, die ebenfalls von Studie zu Studie bzw. von Zentrum zu Zentrum unterschiedlich sein kann, beeinflußt in erheblichem Maße die Messung der Sensitivität wie das theoretische Beispiel der Tabelle 14.1 zeigt. Ähnliches gilt auch für die Spezifität, bei der die Prävalenz phänomenologisch ähnlicher Erkrankungen unter den „Gesunden" zu berücksichtigen ist.

Studienprotokoll für eine Diagnosestudie

Wie bei den klinischen Therapiestudien sollte auch jede Diagnosestudie mit Hilfe eines Studienprotokolls geplant werden:

Checkliste

- Fragestellung
- Zielkriterien
- Multi-/Monozentrische Studie
- Studienanlage
- Ein-/Ausschlußkriterien
- Patientenaufklärung
- Fallzahlschätzung

- Elimination von Störeinflüssen
  - Blindtechniken
  - Schichtung
  - Randomisierung
  - Standardisierung
  - Qualitätskontrolle
- Dokumentation
- Abbruchstrategien
- Protokoll-Compliance-Überwachung
- Auswertungsplan
- Zentrale Organisation/Infrastruktur
- Protokollannahme

Dabei sind Anleihen von der Checkliste für kontrollierte Therapiestudien (Hölzel et al. 1982) durchaus sinnvoll, wenn auch Begriffe wie Zielkriterien, Blindtechniken oder Abbruchstrategien einen etwas anderen Inhalt haben. Auf die Punkte Fragestellung, Studienlage, Fallzahlschätzung und Elimination von Störeinflüssen werde ich im folgenden besonders eingehen.

1) Fragestellung
Ähnlich wie bei der Arzneimittelprüfung lassen sich auch im „Leben" eines bildgebenden Diagnoseverfahrens verschiedene Abschnitte feststellen, in denen unterschiedliche Fragen zu beantworten und Aufgaben zu bewältigen sind:

Entwicklungsphasen von Diagnoseverfahren

Phase I: Optimierung der ROC-Kurve (Se, Sp, Flächen unter der Kurve, Informationsgehalt etc.) an ausgewählten Populationen und ausgewählten Anwendern.

Phase II: Bestimmung der Testqualität (Se, Sp, Beobachtervariabilität, prädiktive Werte etc.) im Feld:
              - variable Prävalenzen,
              - erweiterte Definition: „krank/gesund",
              - erweiterter Anwenderkreis.

Phase III: a) Qualitätsvergleiche mit anderen Diagnoseverfahren,
              b) Untersuchung der klinischen Effektivität und Effizienz (in Analogie zu den Therapiestudien).

Die *Phase I* dient i. allg. der Optimierung des Verfahrens unter speziellen Bedingungen wie ausgewähltem Patientengut (höhere Schweregrade), ausgewählte „Gesunde" (ohne phänomenologisch ähnliche Erkrankungen) und
ausgewählte Anwender (gut geschult).

In der *Phase II* wird die Qualität des Diagnoseverfahrens im Feld mit einem
erweiterten Anwenderkreis (unterschiedliche Ausbildung und Schadensabwä-
gungen) und einem umfassenderen Untersuchungsgut (unterschiedliche Prävalenzen und Definitionen von „krank/gesund") bestimmt. Auch ist in dieser
Phase das Außenkriterium, das mit 100%-Sicherheit krank von gesund trennt,
nicht immer vorhanden und durch einen Referenztest ersetzt.

Die *Phase III* schließlich ist den Qualitätsvergleichen mit anderen Diagnoseverfahren und der Untersuchung der klinischen Effektivität und Effizienz vorbehalten. Während es bei den Qualitätsvergleichen die gewonnene Sicherheit
in der Diagnostik zu quantifizieren gilt, sollte die Beurteilung der klinischen
Effektivität für die untersuchten Patienten einen erhöhten direkten und indi-
rekten Nutzen (z. B. gewonnene Lebensjahre, geringere Langzeitkomplikatio-
nen) des neuen Verfahrens erbringen. Hier haben letzten Endes auch die Risi-
ko-Nutzen- und die Kosten-Nutzen-Analysen ihren Platz.

Die Phase, in der sich die Entwicklung eines Diagnoseverfahrens befindet (in
der Medizin ist immer alles in der Entwicklung), bestimmt auch die *Zielkriterien* und die Entscheidung über *mono- oder multizentrischen* Ansatz.

2) Studienanlage

Die 3 einfachsten Studienpläne für die Evaluation eines Tests (Test = ein Dia-
gnoseschritt oder eine Diagnosestrategie) haben folgendes Aussehen
(Abb. 14.3):

- *1-Test-Plan:* Aus je einer Kranken- und einer Gesundenpopulation werden
  Schätzwerte, besser noch Vertrauensbereiche für die Sensitivität und die
  Spezifität ermittelt. Auch ein statistischer Vergleich der Schätzwerte mit vorgegebenen Werten ist machbar (Binomialtest).
- *2-Test-Plan mit Tests am gleichen Patienten:* Hier steht die Überlegenheit eines Tests bezüglich Sensitivität oder Spezifität zur Diskussion (McNemar-
  Test). Dieser Studienplan hat den Vorteil, daß die Vergleiche intraindividu-
  ell vorgenommen werden können und – wie noch zu zeigen sein wird – kleinere Patientenzahlen benötigt werden als beim folgenden Plan.
- *2-Test-Plan mit Tests an verschiedenen Patienten:* Die Fragestellung ist dieselbe wie beim vorhergehenden Plan, der statistische Vergleich erfolgt mit
  dem χ^2-Test (hier für eine Vierfeldertafel).

Natürlich können die beiden letzten Studienpläne auf mehr als 2 Tests erweitert werden. Außerdem existieren verschiedene statistische Verfahren, die eine
gleichzeitige statistische Beurteilung von Sensitivität und Spezifität erlauben.

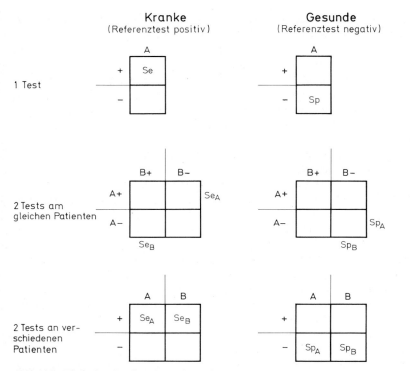

Abb. 14.3. Einfache Studienpläne für Diagnosestudien (Test A oder B $\hat{=}$ Diagnoseverfahren A oder B)

Von Vorteil für alle Studienpläne ist, wenn die Prävalenz der gesuchten Erkrankung in der Studienpopulation frei wählbar ist. Dann können z. B. auch Sensitivität und Spezifität mit gleicher Genauigkeit bestimmt werden.
Oft existiert jedoch kein sicheres Außenkriterium – wie z. B. die Histologie –, das die Studienpopulation wahrheitsgemäß in Kranke und Gesunde einteilen kann. In diesen Fällen wird man auf Referenzverfahren ausweichen müssen, die gegenüber dem neuen Diagnoseverfahren entweder zu zeitaufwendig, zu teuer oder Patienten und Ärzte zu stark belastend sind. Da diese Referenztests aber nicht über eine Sensitivität Se_R und eine Spezifität Sp_R von 100% verfügen – sonst wären sie ja sichere Außenkriterien –, sind die Sensitivitäts- und Spezifitätsschätzer systematisch verzerrt.
Schätzt man die Sensitivität Se_A des Diagnoseverfahrens A in der üblichen Weise aus den Referenztestpositiven, so bezeichnet man den so gewonnenen

Schätzer Se_A als Kosensitivität oder nach Buck u. Gart (1966) als Kopositivität. Die Differenz zwischen wahrer Sensitivität und Kosensitivität berechnet sich nach

$$Se_A - S\hat{e}_A = (Se_A + Sp_A - 1) \cdot \frac{(1-p)\ (1-Sp_R)}{(1-p)\ (1-Sp_R) + p \cdot Se_R}.$$

Tabelle 14.2 demonstriert den Einfluß der Prävalenz, der Sensitivität und der Spezifität des Referenztests auf die obengenannte Differenz. Daraus ergibt sich, daß
1) mit Ausnahme eines Referenztests mit der Spezifität von 100% die Kosensitivität die wahre Sensitivität immer unterschätzt;
2) je größer die Prävalenz, desto kleiner der Fehler ist;
3) die Sensitivität des Referenztests kaum eine Rolle spielt, wohl aber dessen Spezifität.

Wird die Spezifität als Kospezifität aus den Referenztestnegativen geschätzt, ergeben sich folgende Bedingungen:
1) Mit Ausnahme eines Referenztests mit der Sensitivität von 100% unterschätzt die Kospezifität immer die wahre Spezifität.
2) Je kleiner die Prävalenz ist, desto kleiner ist der Fehler.
3) Die Spezifität des Referenztests spielt dabei kaum eine Rolle, wohl aber dessen Sensitivität.

Die Konsequenz für die Praxis heißt also: Bei nicht vorhandenen sicheren Außenkriterien werden zur Schätzung von Sensitivität und Spezifität ein guter Referenztest und 2 Studienpopulationen, eine mit einer niedrigen und eine mit einer hohen Prävalenz, benötigt. Ersatzweise können auch 2 Referenzverfah-

Tabelle 14.2. Abhängigkeit der Kosensitivität von Prävalenz p, Spezifität Sp_R und Sensitivität Se_R des Referenzverfahrens (wahre Sensitivität und Spezifität des Verfahrens A fest: $Se_A = Sp_A = 90\%$)

Se_R [%]	Sp_R [%]	Differenz zwischen wahrer Sensitivität Se_A und der Kosensitivität in %			
		$p = 1\%$	$p = 10\%$	$p = 50\%$	$p = 90\%$
90	90	73,3	40,0	8,0	1,0
	95	67,7	26,6	4,2	0,5
	99	41,9	7,3	0,9	0,1
	100	0	0	0	0
100	90	72,7	37,8	7,3	0,9
	95	66,6	24,8	3,8	0,4
	99	39,8	6,6	0,8	0,1
	100	0	0	0	0

ren, ein hochspezifisches und ein hochsensitives herangezogen werden. Thibodeau (1981) gibt zusätzlich Formeln zur Berechnung von Intervallgrenzen für die Schätzer von Sensitivität und Spezifität an.

Die *Ein-/Ausschlußkriterien* für die Studienpopulation von Diagnosestudien betreffen hauptsächlich die Prävalenz, die Stadien bzw. phänomenologisch ähnliche Erkrankungen, die Repräsentativität und die Formen der Kontraindikationen der diagnostischen Verfahren. Mit Sicherheit muß auch an die *Patientenaufklärung* gedacht werden, besonders dann, wenn es sich um neue invasive Verfahren handelt und zusätzliche studienbedingte Untersuchungen geplant sind.

3) Fallzahlschätzungen

Die notwendige Patientenzahl einer Studie steht in direktem Zusammenhang mit dem Studienplan und den vorgesehenen Auswertungsverfahren. Außerdem erwarten die Schätzverfahren noch zusätzliche Angaben wie: Höhe der erwarteten Sensitivität/Spezifität, kleinster noch zu erkennender Unterschied, α- und β-Fehler der Entscheidung des statistischen Tests.

Ist im Einzelfall das Ergebnis des sicheren Außenkriteriums nicht bekannt, bevor das zur Diskussion stehende Diagnoseverfahren zum Einsatz kommt, erhöht sich die Zahl der benötigten Patienten bei der Analyse der Sensitivität um den Faktor $1/p$, bei der Analyse der Spezifität um den Faktor $1/(1-p)$. In jedem Fall können die folgenden Fallzahlschätzverfahren aber nur ungefähre Anhaltspunkte für die notwendige Größe der Studienpopulation geben.

Fallzahlschätzung für den 1-Test-Plan: Da die exakten Vertrauensgrenzen für binomialverteilte Häufigkeiten ausreichend tabelliert sind (Documenta Geigy 1968), lassen sich diesen Tabellen für eine erwartete Sensitivität/Spezifität und

Tabelle 14.3. Exakte Grenzen des 95%-Vertrauensbereichs für Sensitivität oder Spezifität. (Nach Documenta Geigy 1968)

Se oder Sp [%]	95%-Vertrauensbereich [%]	Länge L des Vertrauensbereichs [%]	Fallzahl n
70	55,4–82,1	26,7	50
	60,0–78,8	18,7	100
	62,0–77,2	15,2	150
80	66,3–90,0	23,7	50
	70,8–87,3	16,5	100
	72,7–86,1	13,4	150
90	78,2–96,7	18,5	50
	82,4–95,1	12,7	100
	84,0–94,3	10,3	150

eine gewünschte Genauigkeit die entsprechend notwendigen Fallzahlen entnehmen (Tabelle 14.3). Für erwartete Sensitivitäten oder Spezifitäten unter
70% kann die Fallzahl (n) auch nach folgender Formel geschätzt werden:

$$n = \frac{15,4}{L^2}(1-Se) \cdot Se,$$

wobei L die gewünschte Länge des 95%-Vertrauensbereichs ist.

Fallzahlschätzung für den 2-Test-Plan mit Tests am gleichen Patienten: Exakte
Fallzahlberechnungen für den McNemar-Test sind derzeit nicht tabelliert.
Auch die näherungsweise Schätzung der Fallzahlen macht insofern Schwierigkeiten, als die Abhängigkeit der zu untersuchenden Diagnoseverfahren voneinander eine große Rolle spielt. Da diese Abhängigkeit aber selten vorher bekannt ist, lassen sich für die notwendige Fallzahl nur Grenzwerte (in Anleh-
nung an Walter 1983, unveröffentlicht) angeben:

$$\frac{7,85}{|Se_A - Se_B|} \leqslant n \leqslant \frac{7,85 \ (2 - Se_A - Se_B)}{(Se_A - Se_B)^2}$$

Dabei ist ein α von 0,05 und ein β von 0,20 für den statistischen Test berücksichtigt. Bei einer zu erwartenden Sensitivität des Verfahrens A von 80% und
einem noch zu erkennenden Unterschied von 20% müßte die Fallzahl zwischen 39 und 118 liegen.

Tabelle 14.4. Exakte Fallzahlberechnung ($\alpha = 0,05$; $\beta = 0,20$) nach Haseman (1978) für
den Vergleich von Sensitivität bzw. Spezifität zweier Diagnoseverfahren (Tests an verschiedenen Patienten)

Se oder Sp [%]	$Se_A - Se_B$ oder $Sp_A - Sp_B$ [%]	n pro Gruppe
70	10	302
	20	84
80	10	249
	20	73
	30	36
90	10	173
	20	56
	30	30
	40	19

Fallzahlschätzung für den 2-Test-Plan mit Tests an verschiedenen Patienten: Exakte Fallzahlen wurden von Haseman (1978) publiziert. Eine Auswahl seiner Tabellen findet sich in Tabelle 14.4. Casagrande et al. (1978) geben eine sehr gute Näherungsformel für Sensitivitäts- oder Spezifitätswerte unter 95% an. Danach ergibt sich bei einer Sensitivität von 80% und einem Unterschied von 20% eine Zahl von 91 Patienten, pro Gruppe wohlgemerkt. Insgesamt wird man bei diesem Studienplan etwa doppelt so viele Patienten benötigen wie bei den vorhergegangenen. Die Zahl der durchzuführenden Diagnoseverfahren bleibt dagegen in etwa gleich.

Bei komplizierteren Studienplänen und anderen hier nicht angesprochenen Situationen empfiehlt es sich, rechtzeitig einen Statistiker zu Rate zu ziehen.

4) Elimination von Störeinflüssen

Ein Hauptaugenmerk bei der Studienplanung gebührt den Maßnahmen zur Elimination von Störeinflüssen.

Da die Diagnostik mit Hilfe bildgebender Verfahren sehr stark von der Vorinformation des Befunders abhängt, wird man dafür sorgen müssen, daß der wahre Gesundheitszustand des Patienten dem Befunder nicht vor seiner endgültigen Diagnosestellung bekannt wird *(Blindtechniken).*

Schichtungs- und Randomisierungstechniken haben in Analogie zu den Therapiestudien auch bei Diagnosestudien (Mehrtestpläne mit Tests an verschiedenen Patienten) die Aufgabe, eine Strukturgleichheit der Patientengruppen herzustellen. Beim Mehrtestplan mit Tests am gleichen Patienten sorgt die Randomisierung dafür, daß den Patienten zufällig verschiedene Reihenfolgen der Diagnoseverfahren – im einfachsten Fall AB und BA – zugeteilt werden (Cross-over-Pläne). Hiermit lassen sich u. a. Lerneffekte der Patienten, Veränderungen der Vorinformation der Befunder und Verstöße gegenüber der Blindheitsforderung erkennen.

Eine wichtige Rolle spielen auch die Bemühungen, die Befundungsvariabilität (Geräte und Ärzte) einzudämmen. *Standardisierung* der Vorinformation und der Ausbildung gehören ebenso dazu wie die technische *Qualitätskontrolle* der Geräte etwa mit Hilfe von Phantomen. Auch die Standardisierung des sicheren Außenkriteriums (zentrale Befundung etc.) sollte nicht vergessen werden.

Schlußbemerkung

Die Planung von Diagnosestudien muß mit ebensoviel Sorgfalt erfolgen wie die klinischer Therapiestudien. Eine Checkliste kann dabei helfen, alle entscheidenden Punkte vor Beginn der Studie durchzudenken. Voraussetzung ist allerdings eine möglichst objektive Aufarbeitung des derzeitigen Wissens um die Diagnosefähigkeit bildgebender Verfahren und das Herausarbeiten von durch gezielte Studien beantwortbaren Fragestellungen.

Literatur

Buck AA, Gart JJ (1966) Comparison of a screening test and a reference test in epidemiologic studies. I. Indices of agreement and their relation to prevalence. Am J Epidemiol 83: 586–592

Casagrande JT, Pike MC, Smith PG (1978) An improved approximate formula for calculating sample sizes for comparing two binomial distributions. Biometrics 34: 483–486

Documenta Geigy (1968) Exakte Vertrauensgrenzen für die Binomialverteilung. Ciba Geigy, Basel, S 85–103

Haseman JK (1978) Exact sample sizes for use with the Fisher-Irwin test of 2 × 2 tables. Biometrics 34: 106–109

Hölzel D, Lange HJ, Überla KK (1982) Kontrollierte klinische Studien - Prinzipien - Indikation - Alternativen. Internist (Berlin) 23: 187–194

Lent V, Meyer M (1978) Zur Treffsicherheit der rektalen Palpation bei der Früherkennung des Prostatakrebses. Dtsch Med Wochenschr 103: 335–336

Lusted LB (1960) Logical analysis in roentgen diagnosis. Radiology 74: 178–193

Thibodeau LA (1981) Evaluating diagnostic tests. Biometrics 37: 801–804

15. Probleme bei der Datenerfassung

G. WAGNER, H. WIEBELT

Einleitung

Datenerfassung ist Sammlung von Information. Je weiter die Medizin fort-schreitet, um so mehr Informationen vom oder über den einzelnen Patienten fallen an, um so problematischer wird die Frage, welche Daten im Interesse des Patienten gesammelt und archiviert werden sollten und welche Daten ge-trost gelöscht werden dürfen, nachdem sie ihren Zweck erfüllt haben.

Im folgenden soll nicht die Rede sein von der automatischen Erfassung großer Datenmengen, wie sie etwa beim EKG, beim Szintigramm, beim Computerto-mogramm oder anderen bildgebenden Verfahren in der Onkologie anfallen: vielmehr beschränken wir uns auf Methoden und Probleme der Datenerhe-bung im klinischen Bereich, etwa bei der Führung des Krankenblatts oder bei speziellen Studien gleich welcher Art, da daran das Wesen einer sinnvollen Datenerfassung am besten verdeutlicht werden kann.

Problemanalyse, Datenauswahl

Schon bei der Konzeption einer auf klinischen Daten basierenden Studie – al-so schon vor Beginn der Materialsammlung – sollte man sich stets die Frage vorlegen, zu welchem Zweck die Sammlung erfolgen soll und welche wissen-schaftliche Fragestellung man damit beantworten will; denn die jeweilige Fra-gestellung bestimmt in entscheidender Weise die Planung einer Erhebung so-wie die Wahl und den Aufbau der anzuwendenden Schlüssel. Proppe (1960) hat in diesem Zusammenhang bereits 1960 auf den Primat der Fragestellung für eine wissenschaftlich nutzbare Dokumentation hingewiesen.

Nichts schadet der klinischen Dokumentation mehr als die Anhäufung von Daten auf einem unsicheren Fundament oder ins Blaue hinein. Der Versuch, solche in sich insuffizienten Zahlenberge mittels irgendeines mathematisch-statistischen Kalküls zu analysieren, ist – wie Proppe es damals ausgedrückt hat – „ein schlimmeres Unterfangen als der Glaube, aus den Gestirnskonstel-lationen mittels der statistisch gesicherten Signifikanzen von Konjunktionen,

Quadraturen, Trigonen und Oppositionen die zukünftigen Entwicklungen erkennen zu können".

Ebenso wie das naturwissenschaftliche Experiment verlangt die Analyse eines klinischen Materials die vorherige gedankliche Durcharbeitung des zu bearbeitenden Problems. Je besser die Planung der Erhebung war, um so aussagekräftiger werden später die Ergebnisse sein. Bei der Planung vergessene, sich dann aber als wichtig erweisende Daten kann auch der größte Computer nicht mehr hervorzaubern (Wagner 1963). Als erster Schritt im methodischen Vorgehen sollte daher die Diskussion aller Beteiligten über die Zielsetzung des Vorhabens sowie Umfang und Inhalt der zur Erreichung dieses Ziels notwendigen Datensammlung erfolgen. Nur durch eingehenden Gedankenaustausch zwischen allen an dem Vorhaben beteiligten Fachleuten läßt sich eine möglichst optimale zielorientierte Dokumentation aufbauen.

In der Vergangenheit war es nicht selten die Wunschvorstellung bzw. die Forderung des Klinikers nach einer „gründlichen", „alle Eventualitäten erfassenden" (Voll)dokumentation, die ein Dokumentationsprojekt scheitern ließ. Der erfahrene Dokumentar weiß seit langem, daß der Erfolg einer Dokumentation in der nach einheitlichen Regeln erfolgenden, sorgfältigen Erfassung weniger, für die Lösung der Problemstellung ausreichender, exakt definierter Daten begründet ist. Dieses Faktum zwingt zur Auswahl geeigneter Daten und führt gegenüber initialen Vorstellungen über den benötigten Datenumfang meistens zu einer Datenreduktion (Proppe 1975).

Umfang und Inhalt der Dokumentation

Es ist eine alte Erfahrung: Je größer der Erfassungsbereich, je mehr Teilnehmer an einer Studie, je mehr erfaßte Patienten, je länger der Erfassungszeitraum, um so einfacher sollte die Datendokumentation geplant werden. Der zeitliche Aufwand der Datenerfassung und – bei multiklinischen Studien – die Gefahr des „Auseinanderdriftens" sollten nicht unterschätzt werden. Die für eine sinnvolle Dokumentation zu fordernden Kriterien, Vollzähligkeit, Vollständigkeit und Einheitlichkeit der erhobenen Daten sind meistens mit Mühsal und Zeitaufwand verbunden.

Als Beispiel für eine an vielen Stellen in gleicher Weise durchzuführende Datenerfassung sei hier die *Basisdokumentation für Tumorkranke* genannt, die vor einigen Jahren im Auftrag der Arbeitsgemeinschaft deutscher Tumorzentren (ADT) als obligatorisches Datenerfassungsprogramm für möglichst alle in der Bundesrepublik an einem malignen Tumor erkrankte Personen geschaffen wurde (Wagner u. Grundmann 1983).

Bei der Basisdokumentation war die Bereitstellung eines minimalen Datensatzes für den Einsatz in möglichst vielen klinischen Krebsbehandlungsstellen das erklärte Ziel. Bei der Erarbeitung der Basisdokumentation waren Mediziner unterschiedlicher Fachrichtungen, Statistiker und Dokumentationsspezialisten beteiligt. Mit der Vorstellung, die Basisdokumentation auch als Datenbasis für regionale Krebsregister zu verwenden, erweiterte sich das Gremium um Epidemiologen, Arbeitsmediziner und Vertreter der Exekutive, die für das Errichten dieser regionalen Krebsregister die gesetzlichen Grundlagen erarbeiten sollten. Das Gremium war dementsprechend groß, und in mehreren Arbeitssitzungen wurde um Auswahl und Umfang der zu erhebenden Daten gerungen. Es dauerte mehr als 2 Jahre, bis das Programm der Basisdokumentation in seiner heutigen Form geschaffen war.

Nicht weniger arbeitsintensiv waren die Sitzungen der Arbeitsgruppen, die sich das Ziel gesetzt hatten, für bestimmte Organtumoren spezielle Dokumentationen zu entwickeln, sozusagen in Fortführung der in der Basisdokumentation angelegten Perspektive. Hier ist das Fernziel eine standardisierte Datenerhebung, die letztlich für den onkologischen Bereich das Krankenblatt ersetzen soll. Die Größe dieser Arbeitsgruppen war um einiges geringer als bei der Erarbeitung der Basisdokumentation, in der Regel zwischen 5 und 8 Personen, wobei der Fachvertreter der Medizin den Vorsitz innehatte. Stets beteiligt waren außerdem ein Pathologe und ein Dokumentationsfachmann. Abhängig vom jeweils betrachteten Organtumor waren außer einem Chirurgen auch Vertreter anderer medizinischer Disziplinen beteiligt (z. B. bei der Dokumentation des Schilddrüsenkarzinoms ein Radiologe und ein Vertreter der inneren Medizin).

Auch bei der Planung von Studien besteht der erste Schritt darin, einen am Ziel orientierten Datenrahmen abzustecken. Schon in dieser frühen Phase sollten die Fachwissenschaftler aus Dokumentation und Statistik hinzugezogen werden.

Hingewiesen werden muß hierbei auch auf die Notwendigkeit, daß alle Daten, die erfaßt werden sollen, exakt definiert sein müssen. Diese Voraussetzung ist keineswegs immer erfüllt. Ein Beispiel dafür sind „die bis heute unbefriedigend gebliebenen Versuche, Aborte, Totgeburten und zwar lebend geborene, aber innerhalb der ersten Lebenswoche gestorbene Kinder, differenziert zu definieren. Am Schreibtisch lassen sich Atmung, Herzschlag, Nabelschnurpulsation, Schwangerschaftsdauer und Körperlänge leicht als Kriterien für die Klassifikation auswählen, in der Praxis führen diese Merkmale jedoch nicht zu einer eindeutigen Zuordnung. Die Folgen der Datenerhebungen mit solchen Definitionen sind nicht vergleichbare, zufällig unterschiedliche Statistiken über die Häufigkeit der frühen Säuglingssterblichkeit, der Totgeburten und der Frühgeburten" (Proppe 1975).

Das Problem des sog. „Nullbefundes" (Wagner 1966) wird in klinischen Dokumentationen häufig vernachlässigt, indem nur der positive bzw. pathologische Befund erfaßt wird. Es ist aber falsch vorauszusetzen, daß der Nullbefund keinen Informationswert besäße; er kann Ausdruck sehr unterschiedlicher Konstellationen sein; zumindest muß differenziert werden, ob er die Ausschlußalternative eines gesunden oder krankhaften Befundes, die Identifizierung mit dem „Normalbefund" oder das Resultat einer unterlassenen Befunderhebung (die sog. „fehlende Angabe") darstellt.

Wenn wir in die Vergangenheit zurückblicken, so stoßen wir auf Beschränkungen in Form und Inhalt von Dokumentationen, die zum größten Teil auf die Leistungsfähigkeit der vorhandenen Verarbeitungsanlagen (Computer) bzw. Speichermedien zurückzuführen waren. Solange die Lochkarte den wesentlichsten Informationsträger darstellte, war es das Bestreben der Dokumentationsfachleute, für spezielle Dokumentationen möglichst nicht mehr als 80 Kodierungsstellen zu verwenden, d.h. die Dokumentation auf die Anzahl der auf einer Lochkarte vorhandenen Positionen zu beschränken. Das ist schon lange nicht mehr nötig; platzmäßig bestehen heute keinerlei solche Beschränkungen mehr. Das besagt aber keineswegs, daß eine inhaltliche Überfrachtung eines Dokumentationsvorhabens damit problemlos geworden wäre.

Methodische Aspekte der Datenerfassung

Auf die Frage, in welcher Form die Daten von Patienten erfragt werden sollen, d.h. auf die Psychologie des ärztlichen Interviews, auf die verschiedenen Interviewtechniken, auf die Verwendung offener oder geschlossener Fragen und auf das Problem der Reliabilität der Antworten des Patienten auf die Fragen des Arztes soll hier nicht näher eingegangen werden. Dies ist ein weites Feld mit einer kaum noch überschaubaren Literatur. Ein Eingehen auf dieses Thema würde den Rahmen dieses Beitrags sprengen. Wir beschränken uns hier bewußt auf einige wenige methodische Aspekte der Datenerfassung.

Eine Grundregel der Datenerfassung besagt, daß ordinale Angaben (wie etwa Tumorlokalisation oder Todesursache) in kodifizierter Form als Ziffern bzw. Zahlen dokumentiert, daß bereits in numerischer Form vorliegende Daten – wie etwa Labormeßwerte – in der Originalfassung übernommen werden sollten.

Die früher aus Platzgründen gelegentlich vorgenommene Reduktion mehrstelliger Meßwerte in einstellige Klassenschlüssel sollte endgültig der Vergangenheit angehören; sie ist mit einem unnötigen Informationsverlust verbunden. Es empfiehlt sich, stets die unmittelbar gezählten, gemessenen oder gewogenen Originalwerte zu erfassen.

Ebenfalls aus Platzgründen war für die Erfassung von Merkmalen, die in bis zu 3 Ausprägungen und deren Kombinationen vorkommen konnten, früher die Verwendung eines einstelligen 1,2,4-Schlüssels beliebt (z. B. Angaben zur Therapie: 1 = Operation, 2 = Bestrahlung, 4 = Chemotherapie – mit den Kombinationen 3 = 1 + 2; 5 = 1 + 4; 6 = 2 + 4 und 7 = 1 + 2 + 4). Ein derartiger Sachverhalt läßt sich besser in 3 aufeinanderfolgenden Alternativabfragen beantworten. Angestrebt wird heute eine Form der Datenerfassung, bei der der Benutzer so geführt wird, daß er die jeweiligen Fragen nur noch durch Ankreuzen einer vorgegebenen Antwort beantworten muß. Im Interesse einer systematischen, d. h. einheitlichen und vollständigen Datenerfassung empfiehlt sich die Anlage eines *Erhebungsbogens*. Die sorgfältige Planung dieses Bogens – der gewissermaßen Art und Umfang der Dokumentation reproduziert – ist von entscheidender Bedeutung für das Gelingen eines Dokumentationsprojekts. Bei klinischen Projekten ist die Aufnahme einer Personenidentifikation, die ggf. einen Rückgriff ins Urmaterial und die Zuordnung der Folgedaten gestattet, ebenso unerläßlich wie Zeitmarkierungen, die die chronologisch richtige Einordnung von Folgeuntersuchungsdaten bei der späteren Analyse von Krankheitsverläufen sicherstellen.

Um eine Vorstellung über die Zuverlässigkeit der erhobenen Daten zu gewinnen, ist es nützlich, möglichst unauffällig und an verschiedenen Stellen des Erhebungsbogens verstreut Daten aufzunehmen, die sich gegenseitig kontrollieren (Wagner 1975).

Es erübrigt sich beinahe, noch darauf hinzuweisen, daß die Praktikabilität eines jeden Erhebungsbogens an einem kleinen Probekollektiv getestet werden sollte, bevor er in die Routineanwendung geht.

Bei Benutzung der modernsten Formen der Dokumentation, bei Verwendung von *formatierten Bildschirmen* kann die Datenerfassung noch weiter vereinfacht werden. Bei gedruckten Erhebungsformularen wird beispielsweise bei Items, deren Beantwortung von der Aussage vorangegangener Sachverhalte abhängt, wegen der Vollständigkeit der Verschlüsselung der Code für den Fall „nicht zutreffend" explizit zu verschlüsseln sein. Bei programmgesteuerten Datenerhebungen kann dies entfallen, da nur die „zutreffenden" Sachverhalte tatsächlich abgefragt werden. (Beispiel aus der Schilddrüsendiagnostik: Bei Anwendung der Szintigraphie wird u. a. nach Speicherdefekten oder umschriebenen Mehrspeicherungen gefragt. Danach schließt sich die Frage nach Art und Lokalisation solcher abnormer Speicherungen an. Diese Frage ist jedoch nur dann zutreffend, wenn tatsächlich eine abnorme Speicherung vorliegt. Je nach Beantwortung der ersten Frage wird bei der programmgesteuerten Datenerfassung dem Benutzer die zweite Frage gestellt oder nicht gestellt.)

In gleicher Weise kann auch das Problem der „fehlenden Angabe" programmgesteuert werden. In all den Fällen, in denen der Benutzer keine Antwort liefert, kann der Computer automatisch „fehlende Angabe" notieren.

Ein weiterer Aspekt, bei dem die Unterschiede zwischen konventioneller Dokumentation und Datenerfassung mit Dokumentationssystemen sichtbar werden, betrifft die Dimensionalität der Merkmalsnotierungen, beispielsweise die Beschreibung der Lokalisationen befallener und entfernter Lymphknoten und ihre Beurteilung oder die Angabe mehrerer Befunde bei Tumoren mit unterschiedlicher histologischer Zusammensetzung.

In herkömmlichen Blattdokumentationen würde man in diesen Fällen einen maximalen Platzbedarf deklarieren mit einer Anweisung, daß bis zu soundsoviele Angaben gemacht werden können. Bei Verwendung eines Dokumentationssystems mit Datenbankstruktur kann eine Beschränkung dieser Art entfallen. Es kann zugelassen werden, daß soviele Angaben, wie tatsächlich auftreten, auch dokumentiert werden können.

Auf allen Stationen der Datenerhebung – bei der Fixierung der Angaben, bei deren Kodierung und bei der Einspeicherung der Daten in einen Computer – können Fehler auftreten, die oftmals allein auf unklaren Definitionen oder nicht eindeutiger Abgrenzung von Verantwortlichkeiten beruhen. Wichtig ist daher die Erstellung von *Arbeitsanweisungen,* in denen der entsprechende Arbeitsgang detailliert beschrieben wird und Verhaltensregeln für den Normalfall und mögliche Ausnahmesituationen gegeben werden. Diese Anweisungen sollten auch exakte und verständliche Definitionen der für die Arbeit wichtigsten Begriffe enthalten. Sie erleichtern die Arbeit insbesondere bei Urlaubs- und Krankheitsvertretungen (Wagner 1975).

Schlußbemerkung

Nicht zuletzt sollte man sich bei jedem Projekt einer klinischen Dokumentation auch die Frage vorlegen, ob es überhaupt erlaubt ist, die Daten, die man für wichtig erachtet, zu erfassen. Im Rahmen der klinischen Behandlung eines Patienten und deren Dokumentation dürfte es wohl kaum Datenschutzprobleme geben; anders sieht es schon bei multiklinischen Studien aus, wo die Weitergabe der peripher erfaßten Daten an eine zentrale Auswertungsstelle bereits Konfliktstoff enthält.

Viele medizinische Forschungsvorhaben werden heute durch die zunehmend rigidere Auslegung der ärztlichen Schweigepflicht und der Datenschutzgesetze erheblich erschwert. Bei der für den Laien kaum mehr zu übersehenden Rechtslage sollte man daher ggf. bereits bei der Anlage einer Studie den Rat eines Rechtsexperten einholen.

Literatur

Proppe A (1960) Der Primat der Fragestellung für eine wissenschaftlich nutzbare Dokumentation. Med Dokument 4: 73–78

Proppe A (1975) Datenerfassung. In: Koller S, Wagner G (Hrsg) Handbuch der medizinischen Dokumentation und Datenverarbeitung. Schattauer, Stuttgart New York, S 199–211

Wagner G (1963) Möglichkeiten und Grenzen moderner Dokumentationsmethoden in der Klinik. Ärztl Forsch 17: 432–441

Wagner G (1966) Bedeutung und Verläßlichkeit des Null-Befundes in der Medizin. Methods Inf Med 5: 40–44

Wagner G (1975) Datenkontrolle. In: Koller S, Wagner G (Hrsg) Handbuch der medizinischen Dokumentation und Datenverarbeitung. Schattauer, Stuttgart New York, S 267–288

Wagner G, Grundmann E (Hrsg) (1983) Basisdokumentation für Tumorkranke, 3. Aufl. Springer, Berlin Heidelberg New York

16. Schlußwort und Ausblick

P. HERMANEK

Sonographie und Computertomographie haben in der Onkologie für Diagnose, präoperatives Staging und Nachsorge wesentliche Fortschritte gebracht. Eine *gesicherte Indikation* zur Sonographie ist die Suche nach raumfordernden Prozessen in der Leber, ihre Differenzierung erfolgt dann durch Angio-CT. Eine wesentliche Ergänzung ist die ultraschallgezielte Feinnadelpunktion mit zytologischer Untersuchung. Sonographie und CT haben die Angiographie zum Nachweis von Nierentumoren weitgehend verdrängt. Auch zum Nachweis und zur Lokalisation von Mediastinal- und Retroperitonealtumoren haben sich Sonographie und CT bewährt.

Für eine Reihe anderer Einsatzmöglichkeiten ist der klinische Wert von Sonographie und CT *noch nicht definitiv zu beurteilen.* Dies gilt in erster Linie für die Dignitätsbestimmung primärer Leber-, Mediastinal- und Retroperitonealtumoren, für das Staging des Primärtumors (Beziehung zur Umgebung) bei Tumoren von Lunge, Speiseröhre, Magen, Pankreas, Kolorektum und urologischen Tumoren und v. a. für die Beurteilung der regionären Lymphknoten. Der Wert der endoskopischen Sonographie für das Staging (Primärtumor und Lymphknoten) bei Tumoren von Speiseröhre, Magen, Kolorektum, Harnblase, Prostata und Uterus ist vorerst noch nicht definitiv geklärt, auch die Geräteentwicklung noch nicht abgeschlossen. Gleiches gilt für das neueste bildgebende Verfahren, die NMR („nuclear magnetic resonance", Kernspintomographie).

Ein entscheidender Punkt ist, daß mit Sonographie und CT im allgemeinen eine *definitive Artdiagnose nicht möglich* ist. Hierin liegt die Beschränkung, und daraus ergibt sich die Notwendigkeit der Ergänzung durch mikroskopische, zytologische und/oder histologische Untersuchung. Bei tief im Körperinneren gelegenen, einer bioptischen Diagnose nicht hinreichend zugänglichen Läsionen wie z. B. Erkrankungen des Pankreas und des Retroperitoneums sind daher Probefreilegungen allein aus diagnostischen Gründen immer noch notwendig.

Durch die modernen bildgebenden Verfahren ist es auch durchaus nicht immer verbindlich klärbar, *ob eine lokal radikale Operation möglich ist.* Die oft stark ausgeprägte peritumoröse Entzündung kann zu gefährlichen Fehlbeur-

teilungen Anlaß geben. Wir wissen nicht hinreichend, ob einer im bildgebenden Verfahren erhobenen „Infiltration der Umgebung" tatsächlich eine Tumorinfiltration oder nicht nur eine entzündliche Randreaktion zugrunde liegt.
Da für die meisten Tumoren eine Chance der Heilung noch immer allein
durch Operation gegeben ist, muß unter allen Umständen vermieden werden,
daß ein Tumor fälschlicherweise als lokal inoperabel bezeichnet wird.
Wird bei bekanntem Primärtumor nach *Fernmetastasen* gesucht, so muß auch
daran gedacht werden, daß etwa aufgedeckte raumfordernde Prozesse in Leber, Lunge oder Gehirn zwar Fernmetastasen sein können, aber nicht müssen.
Es muß klargestellt werden, was der Befund „Fernmetastase" in Leber, Lunge
oder Gehirn tatsächlich bedeutet. Ist eine zytoloigsche oder histologische Sicherung immer erforderlich bzw. in welchen klinischen Situationen? Wann
sind derartige Befunde allein in den bildgebenden Verfahren Kontraindika-
tion gegen eine chirurgische Exploration? Nichts wäre gefährlicher als die
fälschliche Annahme von Fernmetastasen und ein daraus resultierender Verzicht auf eine chirurgische Sanierung des Tumorleidens.
Probleme ergeben sich auch bei der *Beurteilung regionärer Lymphknoten*.
Grundsätzlich ist mit Sonographie und CT nur eine Vergrößerung von
Lymphknoten nachweisbar. Eine solche kann nicht nur durch Metastasen,
sondern auch durch die häufigen entzündlichen und reaktiven Veränderungen
im Abflußgebiet von Primärtumoren bedingt sein. Wie groß sind die Fehler-
quellen bei der Beurteilung der regionären Lymphknoten? Können aufgrund
der neuen bildgebenden Verfahren die Indikationen zur Mediastinoskopie
oder zur Staginglaparatomie z. B. bei M. Hodgkin, Hoden-, Prostata- oder
Harnblasenkarzinomen geändert werden?
Der Nachweis raumfordernder Prozesse wie auch der Vergrößerung von
Lymphknoten ist auch mit modernen Methoden *nur ab einer bestimmten Größe* möglich. Mikroskopische Invasion der Nachbarschaft, Mikrometastasen
bzw. Metastasen in Millimetergröße können nicht entdeckt werden. Daher ist
jedes präoperative Staging, auch wenn es mit noch so massivem Einsatz moderner Verfahren durchgeführt wird, immer mit Unsicherheiten verbunden,
und darum bleibt auch die Vorstellung, man könne durch präoperativen
Nachweis oder Ausschluß von regionären Lymphknotenmetastasen eine Entscheidung zwischen klassischer Chirurgie (En-bloc-Mitentfernung des regionalen Lymphabflußgebietes) und eingeschränkten Operationsmethoden (Belassen des Lymphabflußgebietes) treffen, vorerst ein nicht realisierbares
Traumziel.
Die zahlreichen offenen Fragen in Verbindung mit den bildgebenden Verfahren in der Onkologie bedürfen dringend einer Klärung. Die bisher weitgehend
übliche Mitteilung einfacher Zusammenstellungen erhobener Befunde mit
daraus errechneter Sensitivität und Spezifität genügt nicht. Wichtige Parame-

ter sind positiver und negativer Prädiktivwert, ganz besonders, wenn die entsprechende Krankheit relativ selten vorkommt, was in der Onkologie häufig der Fall ist.

Vor allem ist eine *gute Planung der Studien* erforderlich; die hierfür gültigen Grundsätze sollten genau beachtet werden. Geld und Arbeit sind bei allen Studien erforderlich, auch bei schlechten, daher sollten sie ausschließlich nach sorgfältiger Planung durchgeführt werden. In solchen Studien sollte auch die Beurteilung des diagnostischen Zugewinns gegenüber bisherigen Methoden einbezogen werden. Es sollte angestrebt werden, für bestimmte Situationen nicht alle zur Verfügung stehenden diagnostischen Methoden anzuwenden, sondern durch eine Auswahl einiger Methoden zu einem Maximum an Information zu gelangen. Begriffe wie Minimierung des Schadens und Maximierung des Nutzens und Kosten-Nutzen-Analysen sollten in klinischen Studien mit eingeplant und berücksichtigt werden. Eine enge Zusammenarbeit zwischen Klinik, Dokumentation und Biometrie (Statistik) schon in der Planungsphase der Studie ist eine wichtige Voraussetzung für gute Ergebnisse. Nur mit solchen sorgfältig geplanten und exakt durchgeführten Studien werden wir imstande sein, den diagnostischen Wert und den tatsächlichen Nutzen der neuen Verfahren bei den jeweiligen Organtumoren zu klären und daraus rationale Richtlinien für den Einsatz der Methoden bei Diagnose, präoperativem Staging und Nachsorge zu erarbeiten.

17. Sachverzeichnis